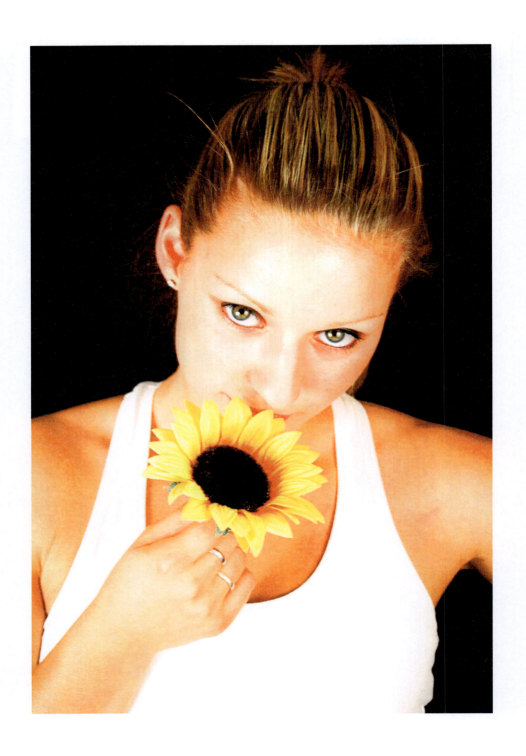

Im Handumdrehen
zur eigenen CREME

KOSMETIKMACHEREI

petra doleschalek

Die Produkt- und Rohstoffbeschreibungen wurden genauestens recherchiert und nach bestem Wissen wiedergegeben. Die Rezepte sind erprobt, trotzdem können der Verlag und die Autorin keinerlei Haftung für die Anwendung übernehmen. Alle in diesem Buch beschriebenen Rezepturen ersetzen nicht den Besuch beim Arzt!

Impressum:

© 2007 Petra Doleschalek
Herstellung und Verlag: Books on Demand GmbH, Norderstedt
ISBN: 9783837006384
Covergestaltung und Layout: Patricia Emberger
Lektorat: Brigitte Pleyel
Fotogestaltung. Marianne Dolzer
Fotos: © Kosmetikmacherei

INHALT

VORWORT	7
EINFÜHRUNG	
KOSMETIK SELBER MACHEN BEDEUTET,	9
WAS BENÖTIGE ICH FÜR DEN ANFANG......	10
BASIS-EINKAUFSLISTE	12
BASISWISSEN	
DIE EMULSION	13
DIE ROHSTOFFE	14
DIE PFLANZENÖLE	14
DIE FLÜSSIGKEITEN	18
Der Tipp mit der italienischen Espressokanne	21
DIE EMULGATOREN	22
DIE KONSTISTENZGEBER	25
DIE WIRKSTOFFE	27
DIE GELBILDNER	32
DIE KONSERVIERUNG und HYGIENE	34
DIE DÜFTE	37
REZEPTE LESEN UND VERSTEHEN	39
DIE ERSTE CREME	41
SCHRITT für SCHRITT-ANLEITUNG	43
REZEPTE	48
REINIGUNGSMILCH	49
WASCH- und PEELINGCREME	53
GESICHTSWASSER	56
LEICHTE TAGESCREME	59
GEHALTVOLLE CREME - auch NACHTCREME	64
GEL- und FEUCHTIGKEITSFLUID	68

AUGENPFLEGE	74
BODYLOTION	76
SPEZIALREZEPTE FÜR DIE KÖRPERPFLEGE	81
BODYBUTTER (Körperbutter) ca. 200 ml	82
BADEÖL	84
BADEPRALINEN	87
BADESALZ	89
DUSCHGEL / BADESCHAUM	90
SHAMPOO	93
WEITERE HAARPFLEGEPRODUKTE	96
DEODORANT	97
LIPPENPFLEGE	98
FUSSPFLEGE	100
SONNENSCHUTZ	102
BABYPFLEGE	104
REZEPTE SELBER GESTALTEN	106
REZEPTE FÜR SIE von PROFIS	109
TABELLEN	121
WAS TUN WENN	123
NEUE WEGE DER HERSTELLUNG	125
WEITERE ROHSTOFFE	129
LITERATURHINWEISE und ADRESSEN	132

Liebe Leserin, lieber Leser,

vor vielen Jahren, ich arbeitete damals als Produktmanagerin bei einer Kosmetikfirma und machte berufsbegleitend eine Ausbildung zur Heilpraktikerin, stellte ich mir die Frage, ob es nicht möglich wäre hochwertige, natürliche Kosmetik selbst herzustellen? Ich fand aber keine Literatur oder Ähnliches darüber.
Bekannte erzählten mir dann, dass eine gemeinsame Freundin, Cremen und andere Kosmetika sehr wohl selber herstellt und das mit Begeisterung!

Sofort rief ich sie an, wir vereinbarten einen Termin. Was sie mir da in Ihrer Küche zeigte, war für mich sehr beeindruckend. In wenigen Minuten zauberte sie eine wunderbar sahnige, duftende, weiße Creme, die in Optik und Wirkungsweise einem gekauften Produkt um nichts - aber auch wirklich gar nichts nachstand!

Die nächste Creme durfte ich selber machen, also Bienenwachs und Lanolin mit Mandelöl verschmelzen, ein wenig Rosenwasser erwärmen, beides zusammengießen und kräftig rühren! Fertig - ungläubig starrte ich auf das, was ich selbst hergestellt hatte.
In weiterer Folge probierte ich alles aus, was es damals an Rohstoffen gab. Meine empfindliche Haut liebte die selbst gemachten Cremen, Lotions, Waschcremen und Seren. Alle Rötungen, Schuppungen und leichte Unverträglichkeiten verschwanden innerhalb von kurzer Zeit.

Natürlich wollten alle Freundinnen wissen, wie man Cremen selber herstellt und das war die Geburtstunde meiner "Kosmetik zum Selbermachen-Kurse" Das ist nun viele Jahre her, inzwischen habe ich einen Laden für kosmetische Rohstoffe in Wien und halte Kurse für "Kosmetik zum Selbermachen" ab Da nicht alle Interessierten einen Kurs besuchen können, wurde ich gefragt, ob ich darüber nicht endlich mal ein Buch schreiben könnte?

Hier ist es also, ein Einsteigerbuch mit einfachen Erklärungen, Tipps, Schritt für Schritt-Anleitungen und vielen vielen Rezepten. Ich habe bewusst nur die wichtigsten Rohstoffe verwendet, die man auch leicht in Apotheken, Drogerien oder Reformhäusern und natürlich bei Rohstoffhändlern bekommt.

Vielleicht „packt" es Sie ja genauso, wie es mich damals gepackt hat. Aber Vorsicht, es ist ein süchtig machendes Hobby!!

Viel Spaß beim Lesen und Ausprobieren - in Gedanken bin ich bei Ihnen, es kann also gar nichts schief gehen.

Herzlichst Ihre
Petra Doleschalek

EINFÜHRUNG

KOSMETIK SELBER MACHEN BEDEUTET, ZU WISSEN, WAS DRINNEN IST..........

Kosmetik selber machen ist so einfach wie coole Drinks mixen, Sie geben ein paar Zutaten in Bechergläser, erwärmen und verrühren sie und schon ergeben sich wunderbare Cremen, Lotionen, Ölbäder oder andere professionelle Produkte, die in Wirkung und Optik gekauften Kosmetika um nichts nachstehen. Sehen Sie doch selbst!

Da dieses Buch für Einsteiger/innen geschrieben wurde, versuche ich alles einfach und möglichst günstig zu gestalten.

Für die ersten Gehversuche im „Selberrühren" muss es ja nicht gleich die teure Laborausrüstung sein. Die meisten der benötigten Utensilien haben Sie vermutlich in der Küche oder sie lassen sich schnell und günstig beschaffen.

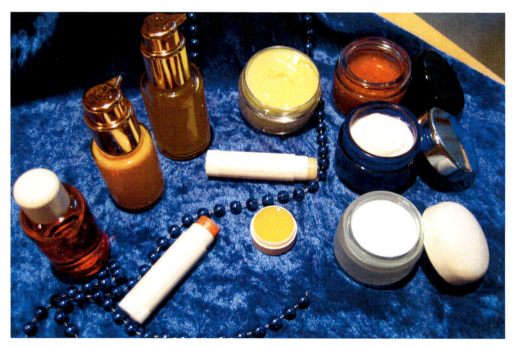

Wissen was drin ist

WAS BENÖTIGE ICH FÜR DEN ANFANG......

Also lassen Sie uns jetzt gemeinsam nachsehen, ob wir für unser „Cremerühren" geeignete Gerätschaften finden oder ob sich vielleicht etwas zweckentfremden lässt.

WAAGE

Das Wichtigste ist - eine genaue Waage.

Für den Anfang reicht eine Digitalwaage mit zumindest 1 g Schritten. Sollten Sie „Lunte gerochen haben" und dieses Hobby ausbauen wollen, dann sollten Sie unbedingt auf eine teurere 0,1 g Waage umsteigen. Sie ist genauer und bei unseren kleinen Mengen können 0,5 g schon zuviel oder zuwenig sein. Schauen Sie mal im Internet unter „Feinwaagen" oder im Elektroladen da finden Sie bestimmt eine günstige!

je 2 SCHRAUB-GLÄSER oder BECHERGLÄSER

Zum Rohstoff-Einwiegen und schmelzen brauchen Sie 2 Schraubgläser in ca. 250 und 400 ml. Es reicht, wenn Sie zu Beginn Ihrer Rührkarriere leere gesäuberte Gurken- oder Marmeladegläser mit Schraubdeckel verwenden, das funktioniert sehr gut! Später wollen Sie sicher die feuerfesten Laborbechergläser ebenfalls in 250 und 400 ml, aber nur Geduld, das kommt schon noch!

HOLZ-STÄBCHEN

Für das gelegentliche Umrühren reichen Holzstäbchen. Am Besten Sie nehmen bei Ihrem nächsten Chinarestaurant-Besuch die Stäbchen mit. Sie lassen sich wunderbar im Geschirrspüler reinigen und können oft verwendet werden.

HANDMIXER

Zum Emulgieren, also zum Verschlagen Ihrer Creme benötigen Sie einen Handmixer, wo Sie wegen der kleinen Öffnungen in den Schraubgläsern sehr gut mit nur einem Quirl auskommen. Zur Not tut's auch ein batteriebetriebener Milchschäumer (ist aber meist zu schwach).

TIEGEL & FLASCHEN

Bitten Sie alle Freundinnen, in Zukunft leere Tiegelchen und Flaschen n i c h t zu entsorgen, sondern Ihnen zu schenken. Sie werden, wenn Ihnen das „Cremerühren" gefällt, viele benötigen.

So, nun fehlt nur noch Weingeist oder ein anderer hochprozentiger Alkohol – nicht für unsere Nerven zur Beruhigung, sondern um die Gerätschaften vorher zu säubern und keimfrei zu machen.

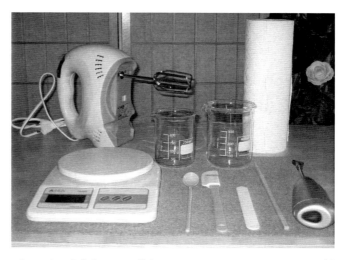

Wenden wir uns jetzt den Rohstoffen zu, die Sie für Ihre Produkte benötigen. Sie wollen einen Überblick, bitte hier ist er!

BASIS-EINKAUFSLISTE

• 1-2 Öle nach Hauttyp	Öl
• Öl für Badeöle od. gr. Mengen Lotion	Öl
• Festes Fett nach Hauttyp z.B.: Sheabutter, Kakaobutter, Kokosfett, Bienenwachs, Babassuöl etc.)	festes Fett und Konsistenzgeber
• Tegomuls, oder Lamecreme, oder Emulsan	Emulgatoren nach Wahl
• Fluidlecithine	Emulgator flüssig
• Hydrolat nach Hauttyp	Flüssigkeit für Wasserphase
• D-Panthenol	Wirkstoff
• Aloe Vera 10-fach Konzentrat	Wirkstoff
• Vitamin E Tocopherol	Wirkstoff
• Vitamin A Palmitat	Wirkstoff
• Meristemextrakt	Wirkstoff
• Squalan	Wirkstoff
• Gurkenextrakt	Wirkstoff
• Fibrostimulin	Wirkstoff
• Sorbit	Wirkstoff
Guarkernmehl oder Xanthan	Gelbildner
• Shampoogrundlage	
• Bechergläser	
• Tiegel, Fläschchen	

Keine Sorge, die genannten Rohstoffe werden alle auf den nächsten Seiten noch genau erklärt.

Damit Sie besser verstehen, warum die Auswahl der Rohstoffe für Ihre Creme so wichtig ist, möchte ich kurz beschreiben, woraus Ihre Creme besteht und dann mit Ihnen alle Rohstoffe einzeln besprechen.

DIE EMULSION

Das Wichtigste vorweg: Wir stellen eine EMULSION her!
Aus Ölen, Flüssigkeiten und Emulgatoren. Wer von Ihnen schon Mayonnaise gemacht hat, hat das Prinzip der Emulsion bereits ausprobiert!

Der Emulgator – es gibt flüssige und feste – hat die Aufgabe, Öle und Flüssigkeiten miteinander zu verbinden, sodass eine milchige Konsistenz entsteht. Und da dies nun eher eine Milch ergibt und noch keine Creme, werden konsistenzgebende Stoffe (z.B. Bienenwachs, Kakaobutter etc.) – eben unsere Konsistenzgeber – geschmolzen und untergerührt. Die fertige Creme ist somit fest und auftragefähig.

Und so sieht unsere Grafik aus:

Eine Creme besteht aus:

Pflanzenöl + Flüssigkeit

+

Emulgatoren

+

Konsistenzgeber

zusätzlich kommen dann Wirkstoffe, Düfte und ev. Konservierung dazu!

Sehen wir uns daher die einzelnen Rohstoffgruppen genauer an, damit Sie wissen, was Sie für Ihren Hauttyp auswählen können.

DIE ROHSTOFFE
DIE PFLANZENÖLE

Für selbst gemachte Kosmetik sollten Sie kaltgepresste Öle bevorzugen. Das ist besonders am Anfang eine Preisfrage, aber auch mit raffinierten Ölen erzielen Sie gute Wirkung.

Kaltgepresste Öle werden schonend mit wenig Hitze gepresst, dadurch kann aber der Schadstoffgehalt höher sein, als bei raffinierten Ölen. Haben Sie empfindliche oder allergische Haut, so sollten Sie zu Ölen greifen, die unter kontrolliert biologischem Anbau (kbA) gezüchtet und geerntet werden. Diese Öle sind natürlich teurer, aber was tut man nicht alles für die Schönheit!

Raffiniert bedeutet, dass den Ölen unter Beimengung von Chemikalien, bei hohem Druck und Temperatur, Verunreinigungen, Farb- und Geruchstoffe entzogen werden. Das ist bei manchen „duftenden" Ölen gar nicht so schlecht, einige riechen wirklich gewöhnungsbedürftig. So Sie nicht wirklich unter Hautproblemen leiden, sind raffinierte Öle eine durchaus preiswerte Alternative, besonders am Anfang Ihrer Rührkarriere!

Mandelöl

wird aus den süßen Mandelkernen gepresst. Es ist ein leichtes mildes Öl, das auch in der Babypflege Verwendung findet. Besonders sanft zur sensiblen, trockenen Haut. Zieht leicht ein und hinterlässt kaum Glanz.

Hauttypen

alle Hauttypen
Babypflege
sensible Haut

sehr stabil gegen Ranzigwerden

Traubenkernöl

wird aus den Kernen der Weintraube gepresst, ist sehr vitaminreich und wird aufgrund seiner Bindegewebsfestigenden Eigenschaft als „Anti-Aging-Öl" verwendet. Bei junger Problemhaut wirkt es entzündungshemmend und hilft bei unreiner Haut.

reife Haut
jugendl. Problemhaut

stabil gegen Ranzigwerden

Avocadoöl

wird in kalt gepresster Variante aus der ganzen Frucht gepresst, daher auch seine grüne Farbe. Als raffiniertes Öl ist es hellgelb bis hellgrün.
Es ist speziell für trockene, empfindliche und reife Haut geeignet. Es ist sehr gehaltvoll, hat einen „weichmachenden" Effekt, speichert hervorragend Feuchtigkeit und hinterlässt ein samtig gepflegtes Hautgefühl. Gemischt mit z.B. Jojobaöl bei sehr trockener Haut! Mit Avocadoöl hergestellte Produkte dicken noch nach Tagen nach.

trockene Haut
reife Haut

stabil gegen Ranzigwerden

Distelöl

wird durch Kaltpressung aus der Färberdistel gewonnen. Durch einen besonders hohen Gehalt an Linolsäuren ist es sehr gut verträglich. Es hinterlässt auf der Haut keinen Glanz, was dieses Öl zum idealen Rohstoff für fettende Haut und Mischhaut macht. Auch für leicht entzündliche Haut (Akne) wird es gerne verwendet. Macht weiche und softe Cremen.

fettende Haut
Mischhaut
Haut mit öliger Tendenz
jugendl. Problemhaut

Macadamianußöl

wird aus den Nüssen gepresst und hat einen angenehmen Geruch. Es wird bei sensibler, feuchtarmer trockener und reifer Haut eingesetzt. Es glättet, nährt und gilt als Anti-Aging-Öl. Wirkt positiv bei leichter Faltenbildung.

Trockene Haut
Reife Haut
Anti-Aging

Erdnußöl

wird aus den Erdnüssen gepresst und hat einen leichten Eigengeruch, meist aber wird es raffiniert angeboten.
Ist ein sehr gehaltvolles Öl, das von der Haut langsam aufgenommen wird. Das macht es für die Pflege von extrem trockener Haut, als Massageöl und bei schuppiger Haut sehr interessant. Erdnußöl ist auch ein sehr gutes Basisöl für Ölbäder und Bodylotions.

sehr trockene Haut

bei schuppiger Haut als Massageöl

Hanföl

dieses kaltgepresste Öl ist aufgrund seiner Bestandteile an Linolsäuren ein wahres Allroundtalent. Es wirkt entzündungshemmend, regulierend, und ist so sanft, dass es bei Neurodermitis, und auch bei zu Unverträglichkeiten neigender Haut verwendet wird. Es wirkt regenerierend und stärkt die Widerstandsfähigkeit der Haut.

Empfindliche Haut
Neurodermitis
Psoriasis

Weizenkeimöl

dieses orangegelbe schwere und dickflüssige Öl wird durch Kaltpressung aus Weizenkeimen gewonnen. Es hat einen intensiven Geruch nach Getreide und wird bei sehr trockener, reifer und strapazierter Haut verwendet. Es ergibt herrlich reichhaltige Cremen, wirkt leicht straffend und wird auch als Anti-Aging-Öl eingesetzt.

Reife Haut
Trockene Haut
Anti-Aging

Hagebutte/Wildrosenöl

ein besonders regenerierendes Öl für geschädigte Haut, schuppige Haut, bei zu Psoriasis und Ekzemen neigender Haut, als Vorbeugung gegen Schwangerschaftsstreifen, bei Couperose und als Anti-Aging-Öl bei reifer Haut. Wirkt feuchtigkeitsspendend, regulierend und entzündungshemmend, was es auch sehr wirksam bei Akne macht.

Trockene Haut
Reife Haut
Anti-Aging

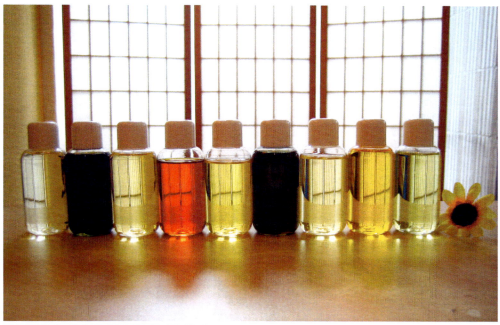

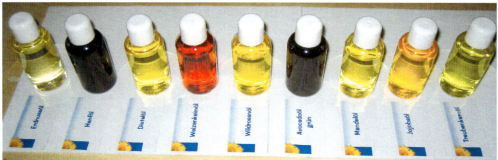

DIE ROHSTOFFE
DIE FLÜSSIGKEITEN

Die einfachsten und günstigsten Flüssigkeiten wären:
destilliertes Wasser, Teeauszüge, stille Mineralwässer, oder - und das ist die wirkstoffreichere Variante - Hydrolate auch Blütenwasser genannt - und Frischpflanzensäfte:

Aloe Vera Pflanzensaft

(Aloe Vera Wasser)

wird aus dem Aloe Vera Blatt gepresst und gilt in der Kosmetik als besonders feuchtigkeitsspendend. Regt die Zellerneuerung an, wirkt abheilend und porenverengend bei unreiner Haut. Bei Neurodermitis soll es juckreizlindernd und leicht schmerzlindernd wirken.

> Für die trockene-feuchtarme Haut,
> Akne
> Reife Haut

Hamameliswasser

findet bei fettender, großporiger und leicht entzündlicher Haut Verwendung (Akne). Es wird häufig aufgrund seines herben krautigen Duftes für Herrenkosmetik verwendet. Weitere Verwendung: in Deos, Haarwässern bei leichtem Haarausfall und als Gesichtswasser pur aufgetragen!

> Fettende und Mischhaut

Rosenwasser

wird durch Wasserdampfdestillation aus den Rosenblättern gewonnen und enthält die wasserlöslichen Wirkstoffe der Rose. Bei sensibler und reifer Haut oder nur aufgrund seines herrliche Duftes als Wasserphase in Cremen. Probieren Sie Rosenwasser auch pur als sanftes Gesichtswasser aus.

Für jeden Hauttyp
Reife Haut
Junge Haut
Trockene Haut

Neroliwasser

(Orangenblüten)

speziell als Wasserphase in Cremen bei empfindlicher, strapazierter, nervöser und irritierter Haut. Bei reifer und pflegebedürftiger Haut als Gesichtswasser - bei Akne gemischt mit Aloe Vera Wasser!

Für jeden Hauttyp
Reife Haut
Junge Haut
Trockene Haut

Lavendelwasser

zur allgemeinen Hautpflege, als Gesichtswasser, als Wasserphase in Cremen, bei entzündeter-, irritierter, aber auch fettender Haut. Wirkt ausgleichend, kühlend, beruhigend und antiseptisch. Auch als Gesichtswasser - pur aufgetragen - sehr angenehm.

Fettende Haut
Mischhaut
Akne
Reife Haut
Sensible Haut

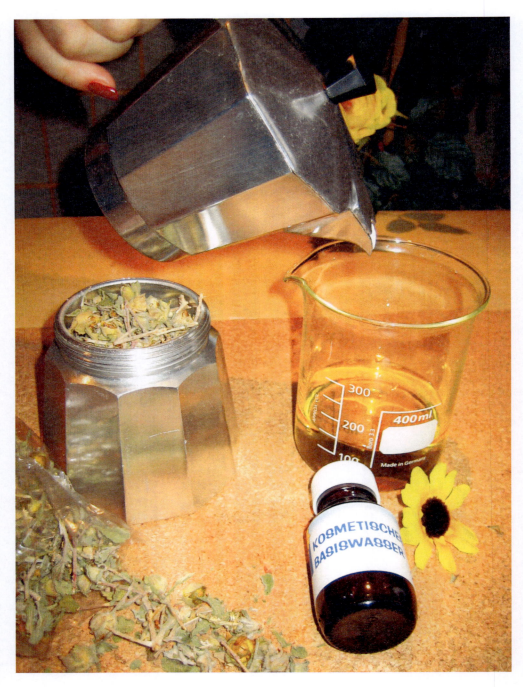

Der Tipp mit der italienischen Espressokanne

Sie haben einen Garten?
Sie wissen nicht, was Sie mit der Zitronenmelisse, den vielen Ringelblumen oder den Rosenblüten machen sollen?
Eine schöne Sache ist, sich ein Wirkstoffwässerchen mit Hilfe der guten alten italienischen Espressokanne selbst zu machen. Das Ergebnis ist zwar kein Hydrolat (Dampfdestillation) sondern ein intensiver kräftiger teeartiger Aufguss, den Sie nachher filtern und konservieren müssen. Aber nun mal Schritt für Schritt:

- Besorgen Sie sich eine italienische Espressokanne, keine bereits verwendete, denn den Kaffeegeruch kriegen Sie nicht mehr raus!

- Füllen Sie Leitungs- oder destilliertes Wasser in den unteren Teil.

- Statt Kaffee kommen nun frische oder getrocknete Blütenblätter, Kräuter oder auch Früchte in das Sieb. Richtig fest hineindrücken und bis ganz oben hin füllen.

- Nun schrauben Sie den Kännchenteil darauf und stellen das Ganze auf den Herd. Als erstes entzieht der aufsteigende Dampf den Blättern oder Kräutern die ätherischen Öle, gelangt an den kühleren Deckel, wird wieder zu Wasser und fängt sich im oberen Kännchen.

- Dann kommt mit hohem Druck das kochende Wasser, reißt die wasserlöslichen Wirkstoffe mit und gelangt nun ebenfalls in das obere Kännchen.

- Das Ergebnis ist ein duftendes meist leicht färbiges Wässerchen. Lassen Sie es abkühlen, füllen dieses Wasser erneut in den Wassertank der Espressokanne, füllen das Sieb mit neuen Blättern und lassen das Ganze nochmals durchkochen.

- Die so gewonnene, doppelt gekochte Flüssigkeit sollten Sie durch eine Filtertüte abseihen, denn die enthaltenen Schwebstoffe können leicht faulig werden – mit ca. 5 % Weingeist oder kosmetisches Basiswasser konservieren.

DIE EMULGATOREN

Wir benötigen sie, um Öle und Flüssigkeiten miteinander zu verbinden. Wir unterscheiden dabei feste, meist blättchenförmige, und flüssige Emulgatoren.

Tegomuls

(moderner Lebensmittelemulgator)

ist ein gehärtetes Palmöl und bindet die meiste Flüssigkeit. Mit Tegomuls erzielen wir softige sehr wasserhaltige Emulsionen. Bei Bodylotion neigt Tegomuls zum „weißeln" daher sollten Produkte mit einem hohen Wassergehalt vor dem Verwenden 2 Tage ruhen. Im sauren Bereich also bei Verwendung von z.B. Aloe Vera Wasser verliert Tegomuls seine Emulgationskraft und Cremen gerinnen. In Mischung mit anderen Emulgatoren verliert sich diese Eigenschaft. Tegomuls schmilzt bei ca. 50 Grad.

fettende Haut
Mischhaut
feuchtarme Haut

Lamecreme

(moderner Lebensmittelemulgator)

ist ein pflanzliches Produkt gewonnen aus Palmöl, Palmkernöl, Sonnenblumenöl, Glycerin und Zitronensäure. Bei niedrigem Wassergehalt ergibt Lamecreme eine Wasser in Öl und bei einem Anteil von über 50% Wasser eine Öl in Wasser-Creme. Lamecreme macht reichhaltigere Cremen als Tegomuls und ist eher für trockene, reife Haut geeignet. In Mischung mit Tegomuls werden Cremen allerdings wieder leichter.
Schmilzt bei ca. 60 Grad.

trockene Haut
reife Haut

Emulsan

(moderner Lebensmittelemulgator)

ist ein pflanzlicher Emulgator und besonders geeignet für Cremen mit geringem Wassergehalt. Er verleiht ein weiches, glattes Hautgefühl, Cremen und Lotionen ziehen gut ein, sind aber gehaltvoller. Besonders für die Verarbeitung von Urea, Sole und anderen Ph-sauren Wirkstoffen geeignet. Produkte mit Emulsan dicken nach!

empfindliche Haut,
trockene Haut,
reife Haut
bei Verwendung von
Urea, Sole etc.

Lanolin

(natürlicher Emulgator)

ist ein tierischer Emulgator aus den Talgdrüsen der Schafe. Lanolin wird für die Herstellung von Biocremen verwendet, da es eine hohe Emulgationskraft (besonders in Mischung mit Bienenwachs) hat. Lanolin erzeugt sehr reichhaltige Cremen, hat aber einen recht starken Eigengeruch.

Trockene Haut

Mulsifan

(synthetischer Flüssig-Emulgator)

Normale Haut
Trockene Haut

ist eine dickliche, synthetische, geruchslose, klare Flüssigkeit, die vorwiegend für Badeöle oder Duschöle eingesetzt wird. Ölbäder mit Mulsifan können wunderbar mit Lebensmittelfarben eingefärbt werden. Schöner Effekt: leichte Schaumbildung im Badewasser! Bei kühler Lagerung wird Mulsifan fest und trüb, bitte nicht wundern!

Fluidlecithin CM, BE, super

(flüssig)

diese Lecithine werden aus der Sojabohne gewonnen und unterscheiden sich in ihrer Verwendung:

> Für alle Hauttypen
>
> Trockene Haut
> weil reichhaltig und
> rückfettend

Fluidlecithin CM
wird für die Herstellung puddingartiger Cremen im Kaltverfahren verwendet. Der Geruch ist intensiv und kaum zu überdecken.

Fluidlecithin BE
Der Emulgator für natürliche Badeöle. Auch hier ist der Geruch sehr stark und schwer zu überdecken. Durch seine dunkelbraune Farbe werden auch die Badeöle dunkel. In der Wanne entfaltet es seine herrlich emulgierenden Eigenschaften und verliert den Eigengeruch!

Fluidlecithin super
fast geruchlos ist es als Emulgator in Cremen beliebt. Die puddingartigen Cremen werden nach einigen Tagen noch fester.
Auch als „Notfallshilfe" bei sich trennenden Cremen, wird es gerne eingesetzt.

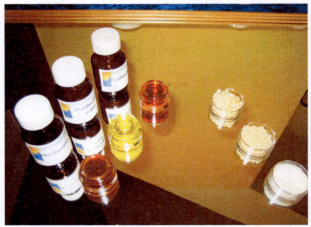

*Von rechts:
Tegomuls, Emulsan, Lamecreme,
Lecithin Cm, super, BE*

DIE KONSISTENZGEBER

Konsistenzgeber bewirken nicht nur eine festere Konsistenz in Cremen oder Lotionen, sondern haben vor allem als feste Fette hautpflegende Eigenschaften. Je mehr Konsistenzgeber verwendet werden, desto fester wird das Endprodukt. Die Konsistenzgeber können innerhalb des Rezepts natürlich nach Bedarf und Vorliebe ausgetauscht werden. Einzig zu beachten ist, dass Sheabutter immer nur in die Restwärme gegeben werden darf, da sie sonst bei hoher Temperatur grieselig wird.

Kakaobutter

herrlich nach Schokolade duftendes Fett der Kakaobohne. Sie ist empfindlich gegen hohe Temperaturen, daher eher in die Restwärme geben. Macht geschmeidige Haut, hinterlässt allerdings einen glänzenden Film auf der Haut. Daher eher für die trockene Haut, oder in Nachtcremen zu verwenden.

> Trockene Haut oder in Nachtcremen

Sheabutter

auch als Karité oder Schibutter bekannt. Wird aus den nussartigen Früchten des Karitébaums gewonnen, ist leicht gelblich bis weiß und wird meist raffiniert angeboten.

Sie bewahrt den Feuchtigkeitshaushalt der Haut, macht sie geschmeidig und sorgt für Elastizität des Gewebes. Ein gehaltvolles Anti-Aging-Fett! Verträgt Hitze nicht gut, daher immer in die Restwärme der Fettphase geben! (Siehe Schritt für Schritt-Anleitung)

> Alle Hauttypen

Kokosfett

in der Kosmetik wird häufig die bio-virgin Variante verwendet. Herrlicher Kokosduft, gutes Einziehvermögen und kühlende Eigenschaften machen Kokosfett zu einem beliebten Kosmetikum.

Alle Hauttypen

Babassuöl

dieses feste Fett zieht sehr schnell ein. Es macht seidig weiche Haut, klebt nicht und ist speziell in Cremen oder Lotion bei fetter Haut, Mischhaut und bei unreiner Haut mit Neigung zu Entzündungen zu verwenden. Es wird über 23 Grad flüssig, besser kühl lagern!

Fettende Haut
Mischhaut
Zu Entzündungen neigende Haut
Alle Hauttypen

Cetylalkohol

wird in Plättchen angeboten. Macht die Creme fest, aber gut einziehfähig. Er gilt als Co-Emulgator, d.h. man kann Emulgator einsparen. Darüber hinaus macht er die Haut auch schön weich!

Alle Hauttypen

Lanolin

siehe Emulgatoren

Bienenwachs

natürlichen Ursprungs. Gilt in der Kosmetik einerseits als Konsistenzgeber, andererseits auch als leichter Emulgator. Vorsicht ist bei Allergikern geboten, da Restbestände von Pollen und Spritzmittel enthalten sein können.

Alle Hauttypen

DIE WIRKSTOFFE

Ich verspreche Ihnen, dass Ihre Creme auch ohne Wirkstoffe schon wunderbar und aufgrund der ausgesuchten Rohstoffe hoch wirksam ist. Aber manchmal macht es Sinn, durch Zusatz von Wirkstoffen die Pflege noch zu verstärken.

D-Panthenol

ist ein Vitamin der B-Gruppe und bewirkt Feuchtigkeitsbindung in der Haut. Es dringt tief in die Hautschicht ein, regeneriert und unterstützt den Aufbau neuer Hautzellen. In Cremen, Lotionen, Duschgelen und Shampoos spendet es Haut und Haar lang anhaltende Feuchtigkeit. D-Panthenol dient der Pflege von spröder Haut, lindert Hautreizungen und unterstützt die Wundheilung. Auch in der Nagelpflege zu verwenden.

> alle Hauttypen
> sensible Haut
> Wundheilung
> Zellregenerierung
> Nagelpflege

Aloe Vera 10-fach Konzentrat

Das helle Gel, das aus dem Fruchtfleisch gewonnen wird, wirkt entzündungshemmend, beruhigend und antibakteriell. Hilft bei kleineren Verbrennungen, Schnitten und ist bei unreiner, nervöser Haut sehr zu empfehlen. (Notfallssalben) Aloe ist auch ein wahres Schönheitselixier, denn es bindet Feuchtigkeit in der Haut und beschleunigt die Bildung neuer Hautzellen. Hier handelt es sich um ein hochkonzentriertes Produkt, das tropfenweise verwendet wird.

> feuchtarme Haut
> trockene Haut
> sensible Haut
> Sonnenbrand
> Akne

Vitamin ACE-Fluid

dieses wasserlösliche Vitamin-Fluid wird in Gele oder Gesichtswasser eingearbeitet und vereint die guten Eigenschaften der einzelnen Vitamine. ACE-Fluid regeneriert die Haut, glättet, durchfeuchtet, beugt Faltenbildung vor und schützt vor freien Radikalen.

Alle Hauttypen
Reife Haut
Trockene Haut

Verwenden Sie in Cremen oder Lotionen aber die **öllöslichen** Vitamine A und Vitamin E pur! (siehe unten)

Vitamin A Pamitat (Retinol)

dieses klare gelbliche Öl wird nur tropfenweise in die Creme oder Lotion eingerührt. Studien haben ergeben, dass es die Zellteilung anregt, die Kollagenbildung reguliert, die Oberhaut leicht verdickt (Antifalten-Wirkstoff), die Haut feucht erhält und vor „freien Radikalen" schützt.
Bei unreiner Haut bewirkt es ein rascheres Abklingen von Pickel und unterstütz den Heilungsprozess bei Akne.
Im Kühlschrank aufbewahren!

Alle Hauttypen
Reife Haut
Feuchtarme Haut
Akne
Sonnenschutz

Vitamin E (Tocopherol)

steigert das Feuchthaltevermögen der Haut. Es wirkt wundheilend, entzündungshemmend, glättend und vermindert Zellschädigungen durch zu starke Sonneneinstrahlung. In Kombination mit Vit. C wirkt es wunderbar gegen Altersflecken! Im Kühlschrank aufbewahren!

Alle Hauttypen
Reife Haut
Trockene Haut
Entzündliche Haut
Sonnenschutz

Vitamin C

Vitamin C, die Ascorbinsäure, ist ein wasserlösliches Vitamin wirkt regenerierend und heilend auf die Bindegewebsstruktur. Es wirkt bei Entzündungen, Akne und in Kombination mit Vit. E auch gegen Altersflecken. Vitamin C ist nicht sehr stabil, daher sollten Sie nur kleine Mengen Creme damit herstellen. Kühl und dunkel aufbewahren!

alle Hauttypen
Akne
fettender Haut
Mischhaut

Squalan

Squalan ist eine geruch- und farblose öllösliche Flüssigkeit und wird aus dem Olivenöl gewonnen. Durch seine weichmachende Eigenschaft, wird es bevorzugt in Körpercremen, Bodylotionen, Badezusätzen, Hautölen und auch in der Lippenpflege eingesetzt. In der Haarpflege kann es als pflanzlicher Ersatz für Silikon verwendet werden. Squalan ist dem menschlichen Hautfett sehr ähnlich, macht samtige, weiche und gepflegte Haut/Haar. Mindert „weißeln" in Bodylotionen. Die Einsatzkonzentration ist bis zu 20 %.

Alle Hauttypen
Reife Haut
Trockene Haut

Gurkenextrakt

schon unsere Großmütter kannten die befeuchtende, klärende Wirkung der Gurke. Dieser Extrakt macht die Haut zart und weich, spendet und bindet Feuchtigkeit, wirkt gegen Hautunreinheiten, erfrischt herrlich und besänftigt die Haut. Auch als Gesichtswasser verdünnt mit dest. Wasser zu verwenden.

Alle Hauttypen
feuchtarme Haut
trockene Haut

Teebaumfluid

wasserlöslich

hier wurde das öllösliche ätherische Teebaumöl mit Wasser und Lecithin unter höchster Geschwindigkeit zu kleinsten wasserlöslichen Kapseln umgewandelt. Es hilft die Elastizität der Haut zu stärken, Hautunreinheiten abklingen zu lassen und reguliert den Talgfluss. Also, alle guten Eigenschaften, die dem Teebaumöl anhaften, aber ohne den oft störenden Eigengeruch des Teebaumöls!

> fettende Haut
> ölige Haut
> Mischhaut
> Akne
> Spätakne

Urea

wird bei unreiner, trockener und auch stark verhornter Haut eingesetzt. Es speichert Feuchtigkeit und fördert den Talgfluss der Haut. Dieser Wirkstoff wird besonders bei der reifen Problemhaut (Spätakne) eingesetzt. Wirkt juckreizlindernd, hauterweichend und antibakteriell. Ist besonders in Kombination mit Glycerin wirksam. Nicht lange stabil. In Cremen zersetzt sich Urea nach ca. 3-4 Wochen wieder, was für die Selbstrührerin aber kein Problem darstellen sollte.

> Feuchtarme Haut
> Akne
> Neurodermitis

Sorbit

ist ein pulvriger Zuckeralkohol, dem feuchtigkeitsspendende, weichmachende Wirkung nachgesagt wird. Verwenden Sie Sorbit in Cremen, Lotionen, in der Haarpflege in Shampoos und in der dekorativen Kosmetik zur Farbintensivierung.

> alle Hauttypen
> trockene Haut
> reife Haut

Fibrostimulin

Es handelt sich hierbei um eine Verbindung aus Zucker und Eiweiß, ein Lektin, das aus der Kartoffel gewonnen wird. Fibrostimulin ist mit Paraben K vorkonserviert. Zellen werden durch Fibrostimulin stimuliert und somit zum Wachstum angeregt. Es setzt die Hautrauhigkeit herunter und reduziert die Faltenbildung.

reife Haut

Meristemextrakt

ist ein natürlicher, wasserlöslicher Wirkstoff aus dem Zellgewebe von Pflanzen (Wurzeln und Sprossen). Für Personen mit empfindlicher und geschädigter Haut besonders zu empfehlen, da die Widerstandskraft der Haut erhöht und die Unverträglichkeit von allergenen Stoffen herabgesetzt wird. Das macht diesen Extrakt speziell für Mallorca-Akne-Geplagte interessant, denn Meristem mindert (bzw. verhindert) die Bläschenbildung und den Juckreiz.

empfindliche Haut
zu Allergien neigende Haut

DIE ROHSTOFFE
DIE GELBILDNER

viele kosmetische Texturen fühlen sich angenehm „feucht" an. Dieses Gefühl entsteht unter anderem durch die Beigabe von Gelbildnern, die filmbildend, feuchtigkeitsspendend und auf Lotionen stabilisierend wirken.
Probieren Sie einmal z.B. Rosenwasser mithilfe eines Gelbildners leicht einzudicken, ein wenig konservieren und schon haben Sie ein tolles Feuchtigkeitsgel.

Guarmehl

ist ein helles Pulver, das aus einer tropischen Pflanze gewonnen wird. Mit Wasser vermengt ergibt es ein stabiles Gel, mit dem kleinen Nachteil, dass im Nachhinein verdünnt, aber nicht nachgedickt werden kann. Es wird zur Herstellung von Gels (Augengel, Feuchtigkeitsgel, Sonnengel) und für die Verdickung von Bodylotions verwendet. Auch zum Eindicken von Shampoos kann es zum Einsatz kommen. Es braucht allerdings ein paar Stunden um vollkommen auszuquellen!

alle Hauttypen

Xanthan

Natürlicher Gelbildner für die Herstellung von Gels und zur Verdickung von Lotions. Dieser Gelbildner kann, wenn zu dünn geraten, nachdosiert werden. Wirkt etwas „schleimig" in der Textur, kann aber durch Mischen mit Guarmehl gemindert werden. Sollen in Ihr Gel alkoholische Stoffe, wie z.B. Extrakte die in Alkohol gelöst sind, dann sollte Xanthan verwendet werden.

alle Hauttypen

Ceralan

Ölgelbildner

ist ein leicht verändertes Bienenwachs. Damit kann man problemlos Ölgele zum Einreiben oder Abschminken herstellen. Man findet es auch in Sunblocker- Ölgel, in Pigmentpasten und in Lipgloss um Pigmente in Schwebe zu halten!

alle Hauttypen
trockene Haut
reife Haut

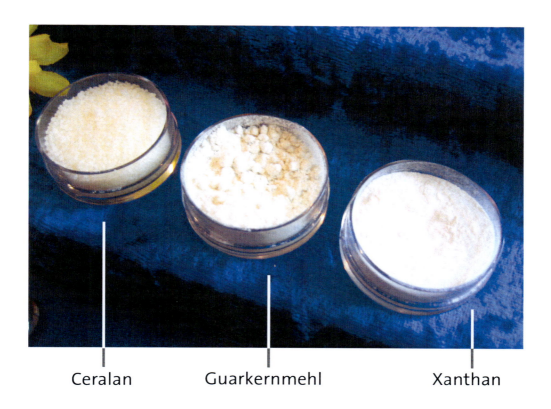

Ceralan   Guarkernmehl   Xanthan

DIE ROHSTOFFE
DIE KONSERVIERUNG und HYGIENE

Selbst gemachte Kosmetik sollte als „Frische-Kosmetik" gesehen werden. Ähnlich einer guten gekochten Mahlzeit, die Sie ja auch so frisch und gesund wie möglich auf den Tisch bringen wollen. Gerade beim Selberrühren haben Sie die Möglichkeit kleine Mengen zu rühren, die unter Einhaltung von einigen Maßnahmen bis zu 10-14 Tagen frisch und gesund bleiben - auch ohne Konservierung.

Bei Produkten ohne Flüssigkeiten, benötigen Sie meist keine Konservierung, außer es ist im Rezept extra angegeben!

Die Maßnahmen:

- frische Rohstoffe verwenden (auf Haltbarkeitsdatum achten)
- sauber arbeiten (siehe Hygiene und Vorbereitung)
- Gerätschaften und Tiegel gut mit Alkohol reinigen
- Cremen mit Spatel entnehmen oder Pumpspender verwenden
- kühl & trocken lagern (im Kühlschrank im Butterfach)

Natürlich können Sie, um bei dem Kochbeispiel zu bleiben, Ihre Mahlzeiten vorkochen und dann einfrieren - wie auch bei Cremen. Unsere Cremen lassen sich wunderbar einfrieren, der einzige Nachteil ist, dass Wasser und Öl unterschiedliche Auftaugeschwindigkeiten haben und dadurch die Optik leiden kann - kurz durchrühren und meist ist dieses Thema dann wieder erledigt.

Wenn Sie Ihre Produkte aber weiterschenken wollen, dann sollten Sie doch zu Konservierungsmittel greifen, denn Sie wissen nicht wie Ihre Freundin damit umgeht. Sie lässt das Tiegelchen vielleicht an einem warmen Ort stehen, fährt mit den Fingern hinein und vergisst den Deckel zu schließen etc.

Am Anfang - in meiner Euphorie - ist mir das einmal passiert. Einer Freundin habe ich stolz ein Tiegelchen mit auf Ihren Hauttyp abgestimmter Creme geschenkt, natürlich unkonserviert, sie sollte ja ganz frisch sein. Erwartungsvoll rief ich sie nach 10 Tagen an. „Hey, wie ist denn meine Creme?" „Super, aber nach 7 Tagen war sie hin". Diese Freundin habe ich nie wieder zu selbst gemachter Kosmetik bekehren können.

Sie haben 2 Konservierungsmöglichkeiten:

- natürliche Konservierer
- synthetische Konservierer

Kosmetisches Basiswasser

(natürlich)

hier handelt es sich um 96 %-igen vergällten Alkohol, dem D-Panthenol und ein fast nicht wahrnehmbarer Duft zugesetzt wurde. Als vergällter Alkohol ist er nicht trinkbar, aber sehr gut zum konservieren von Produkten, als auch zum Reinigen und zur Desinfektion zu verwenden. Errechnen Sie 5% der verwendeten Wassermenge und geben Sie diese Menge kosm. Basiswasser in die fertige Creme.

alle Hauttypen, sofern nicht mehr als 5 % verwendet wird.

fettende Haut

Benzoe Siam

(äth. Öl) (natürlich)

diesem angenehm nach Vanille duftendem Harz wird eine natürliche Konservierung nachgesagt. 2 Tropfen pro 10 g fertiges Produkt. Eigenen Beobachtungen zu Folge, hält eine Creme mit Benzoe nicht länger als 10-14 Tage.

kann in seltenen Fällen Unverträglichkeit hervorrufen

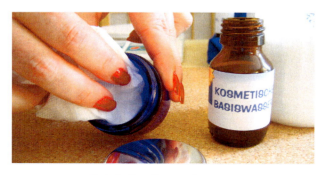

Heliozimt

(synthetisch)

Dieser Konservierungsstoff wird synthetisch hergestellt und dämmt das Bakterienwachstum. Es duftet stark nach Blüten-Zimt- Vanille. 1-2 Tropfen auf 10 g Creme genügen zur Konservierung für ca. 8 Wochen. Der Geruch von Heliozimt ist dominant, sodass er sich nicht mit üblichen Duftstoffen überdecken lässt.

kann in seltenen Fällen Unverträglichkeit hervorrufen

Weingeist

(natürlich)

ist ein bis zu 96%-iger Alkohol. Dies ist sicher die natürlichste Variante, aber auch teurer als zum Beispiel kosmetisches Basiswasser.
Errechnen Sie 5% der verwendeten Wassermenge und geben Sie diese Menge an Weingeist in die fertige Creme. Hält Ihre Creme ca. 8 Wochen frisch.

alle Hauttypen sofern nicht mehr als 5% verwendet wird.

fettende Haut

Paraben K

(synthetisch)

ist eine Mischung aus Methylparaben, Propylparaben, Farnesol, und Benzylalkohol, Es wirkt pilzhemmend und bakterienmindernd und ist aus der großen Gruppe der Parabene das Schwächste. Zur Konservierung benötigt man 1-2 Tropfen dieser klaren, fast geruchlosen Flüssigkeit auf 10 g vom fertigen Produkt. Die Haltbarkeit liegt dann zwischen 6-9 Monaten.

Alle Hauttypen
kann in seltenen Fällen Unverträglichkeiten hervorrufen

DIE DÜFTE

Als Heilpraktikerin bin ich eine Verfechterin der natürlichen ätherischen Öle A B E R ätherische Öle sind hochwirksame konzentrierte Pflanzenessenzen, die nicht nur gut riechen, sondern auch sehr intensiv wirken können. Ätherische Öle gehören in geschulte Hand, denn z.B. ist das wunderbar duftende Zimtöl hoch toxisch, d.h. bei empfindlichen Personen kann es auf der Haut zu einer Art Verbrennungs-Erscheinung kommen. Bestimmte Sorten des Thymianöls werden zur Bekämpfung von Nagelpilz verwendet. Sie merken schon, so einfach geht es leider nicht mit der Verwendung von ätherischen Ölen! Daher bitte nur dann verwenden, wenn Sie sich wirklich damit auskennen!

Die wenigen Öle die Sie relativ unbesorgt verwenden können sind: ätherisches Lavendelöl, Sandelholzöl, echte Rose und ev. Teebaumöl.

Ich verwende in meinen Kursen immer nur kosmetische Parfumöle. Das sind synthetische Duftnoten, die aber ein relativ geringes Unverträglichkeits-Risiko haben (Unverträglichkeiten lassen sich aber nie ausschließen!), lange duften und sogar mit den Schleimhäuten in Verbindung kommen können. Bitte erkundigen Sie sich immer genau bei Ihrem Händler, welchem Anwendungsbereich Ihr Duft angehört:

Man unterscheidet folgende Anwendungsbereiche:

A oder 1: für Feinkosmetik, also für Cremen, Lotionen, Seifen, Badeöle

B oder 2: für Feinkosmetik außer Augenpflegeprodukte und Schleimhäute

C oder 3: für schnell abwaschbare Produkte spez. Seifen und Shampoos

Es gibt wundervolle Duftkompositionen, die mit ätherischen Ölen nur sehr schwer zu erzielen sind: „Green Tea" z.B. riecht nach einem bekannten Parfum oder „Vahine" - riecht wunderbar warm pudrig und typisch cremeartig. Schnuppern Sie sich mal durch. Einige Händler haben auch kleinste Duftproben im Sortiment!

Sollten Sie sich aber mit ätherischen Ölen gut auskennen, sind sie eine wundervolle Ergänzung der Wirkstoffe! Probieren Sie die Creme aber unbedingt an einer unsichtbaren Hautstelle 4-5 Stunden lang aus, bevor Sie sie für die Gesichtspflege verwenden

So, nun sind wir mit den wichtigsten Rohstoffen durch!

Sie fühlen sich ein wenig überfordert und verwirrt bei so vielen Rohstoffen? Keine Sorge, erstens müssen Sie sie nicht auswendig können und zweitens finden Sie im Rezeptteil ja detailliert alles vorgegeben, was aber nicht heißt, dass Sie Rohstoffe nicht austauschen können, wenn Sie es möchten!

Eine Tabelle am Ende dieses Buches hilft Ihnen außerdem, den richtigen Rohstoff für Ihren Hauttyp zu finden, wenn Sie ein Rezept einmal selber kreieren wollen!

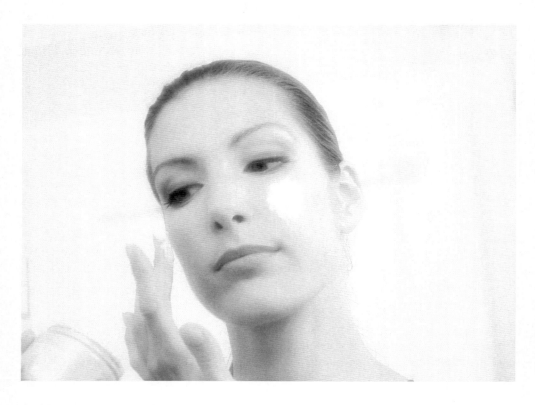

REZEPTE LESEN UND VERSTEHEN

Unsere Rezepte bestehen immer aus einer

- ## Fettphase:

    darunter versteht man Öle, Wachse, Konsistenzgeber und Emulgatoren, die zusammen abgewogen und erwärmt werden! Es ist Absicht, dass die Öle in Gramm angegeben sind, so benötigen Sie nur die Waage und nicht zusätzlich noch einen Messbecher!

- ## Wasserphase:

    hier werden die Flüssigkeiten und Wirkstoffe die erwärmt werden müssen z.B. Urea, Gelbildner, Sorbit, Honig zusammengefasst und ebenso abgewogen. Wie Sie sehen verwenden wir hier ebenfalls Gramm-Angaben.

- ## Wirkstoffphase:

    wie der Name schon sagt, fallen darunter alle Wirkstoffe, Extrakte, auch ätherische Öle und Parfumöle.

    Zur besseren Übersicht wurde in den Rezepten die Konservierung auch noch extra hervorgehoben, sie ist aber keine eigene Phase!

Wichtig für Sie zu wissen ist, dass

Fettphase und Wasserphase auf zirka 60 bis 70 Grad erwärmt werden müssen.

Mit unserer Methode benötigen Sie auch als Anfänger kein Thermometer, wenn Sie aber unsicher sind, dann legen Sie sich ruhig eines zu! Sie werden schnell merken, dass Sie es bald nicht mehr benötigen.

Nachdem Sie die erwärmte Flüssigkeit in das Öl gegossen haben, wird losgemixt. Es entsteht innerhalb kurzer Zeit eine weiße am Anfang noch dünnflüssige Lotion, die mit der Zeit und je kühler sie wird, auch immer dicker wird und die gewünschte Konsistenz erreicht. Ein wenig leichter können wir es uns machen, indem wir nach ca. 2 Minuten rühren, das Glas in eine Schüssel mit kaltem Wasser stellen und weiterrühren bis die Creme handwarm ist.

In die nun handwarme Creme geben wir jetzt nach und nach die Wirkstoffe laut Angaben hinzu. Beduften, eventuell konservieren, in ein hübsches Tiegelchen geben und fertig ist Ihre Creme!

Das war jetzt zu kompliziert? Keine Sorge, unsere Schritt für Schritt-Anleitung auf Seite 43 führt Sie sicher ans „Rührziel".

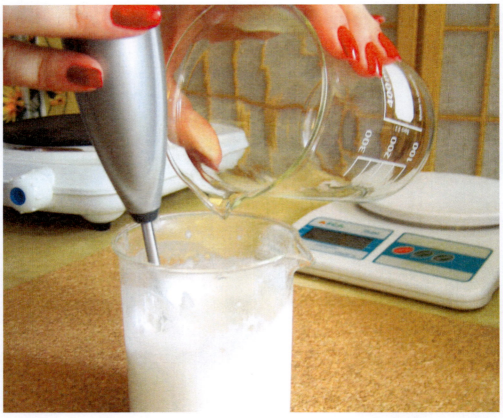

Wasser in Fettphase und rühren

Die erste Creme

DIE ERSTE CREME

Genug der Theorie, machen wir jetzt im wahrsten Sinne des Wortes etwas Handfestes. - nämlich eine **HANDCREME**.

Ich beginne in meinen Kursen gerne damit, weil sich nicht jeder sofort zutraut eine Gesichtscreme zu rühren. „Erst mal schauen, ob´s überhaupt klappt!" höre ich dann oft. Na, dann wollen wir mal Schritt für Schritt mit Bildern zeigen, wie es gemacht wird!

Bevor wir jetzt wirklich anfangen, noch einige Erklärungen für die diversen Abkürzungen:

g	Gramm
Msp	Messerspitze
Tl	Teelöffel
Ml	Moccalöffel
Tr.	Tropfen

In diesem Rezept zeigen wir Ihnen den Rührvorgang mit einem Handmixer. In unseren Kursen verwenden wir allerdings, weil sie leiser und kabellos sind , kleine Mixgeräte für leichte Teige.

Sollten Sie so ein Mixerchen mal sehen, kaufen Sie es sofort. Sie sind damit von Steckdosen unabhängig und haben nicht den Lärm eines großen Handmixers.

Hier ist das Rezept für eine reichhaltige Handcreme:

Handcreme

Fettphase

3 g Lamecreme
1 g Cetylalkohol
6 g Sheabutter
10 g Hanföl

Wasserphase

25 g Aloe Vera Wasser oder dest. Wasser

Wirkstoffphase

10 Tr. D-Panthenol
10 Tr. Aloe Vera 10-fach
5 Tr. äth. Zitronenöl

Konservierung

6 Tr. Paraben K oder
1,5 g Alkohol

Alle Zutaten der Fettphase, die trockenen zuerst, werden in ein feuerfestes Becherglas oder in ein Schraubglas abgewogen. Dann in das heiße Wasserbad oder direkt auf den Herd gestellt. Sobald es geschmolzen ist zur Seite stellen.

Separat die Flüssigkeit erwärmen, beide Schraubgläser oder Bechergläser nun vom Herd stellen.

Das erwärmte Wasser in die warme Fettphase gießen. Mit dem Mixer kräftig schlagen bis eine weiße sahnige Creme entsteht. (ev. kaltes Wasserbad)

Nun die Wirkstoffe einzeln in die lauwarme Creme rühren (entweder mit dem Mixer oder mit dem Spatel), mit dem Zitronenöl beduften und die Konservierung einrühren.

SCHRITT für SCHRITT-ANLEITUNG
Handcreme

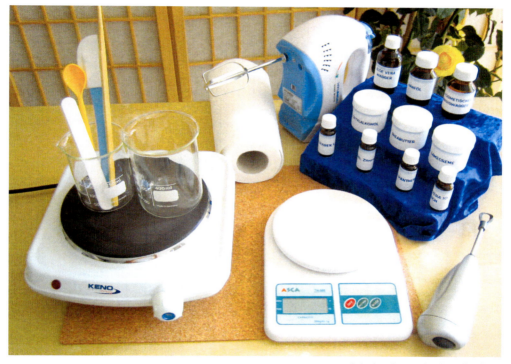

Arbeitsplatz mit allen Geräten

Zuerst richten Sie alle Gerätschaften und Rohstoffe her. Stecken Sie den Mixer an, legen Sie Küchenpapier auf, um Spatel oder Holzstäbchen abzulegen. Die Geräte und Bechergläser mit kosmetischen Basiswasser gut abreiben. Wenn Sie mit der Schraubglasmethode arbeiten, dann sollten Sie jetzt schon zwei kleine Töpfchen mit Wasser aufsetzten und heiß werden lassen. Die Produkte, die wir verwenden werden, stehen auch schon parat? Ja? Dann kann´s jetzt wirklich losgehen:

Wiegen Sie nun alles, was unter dem Begriff Fettphase steht einzeln ab. Wiegen Sie immer zuerst die festen trockenen Stoffe ab, denn sollten Sie sich mal irren, dann ist es leichter die trockenen Stoffe aus dem Becherglas wieder herauszubekommen, als wenn sie im bereits Öl schwimmen.

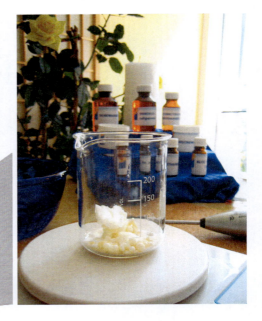

Wenn alle Rohstoffe im Glas sind, stellen Sie das Becherglas auf den Herd oder das Schraubglas in das heiße Wasserbad. Lassen Sie jetzt alles klar aufschmelzen, d.h. solange erwärmen, bis alle Wachskügelchen geschmolzen sind. Achten Sie bitte aber darauf, dass es nicht zu heiß wird. Viele Öle verlieren dann ihre Wirkung. Wenn Sie ganz sichergehen wollen, verwenden Sie ein Thermometer.

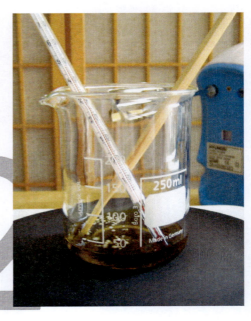

Wiegen Sie nun in das nächste Becher- oder Schraubglas alle Produkte, die unter dem Wort Wasserphase stehen ab. Wie wissen Sie, ob es nun ca. 60 - 70 Grad hat? Bei den Bechergläsern bilden sich unten am Boden sichtbar kleinste Bläschen oder es raucht sanft heraus - dann hat es ca. 65 Grad. Bei den Schraubgläsern im Wasserbad können sie es nur schätzen. Stellen Sie nun das Becherglas zur Seite.

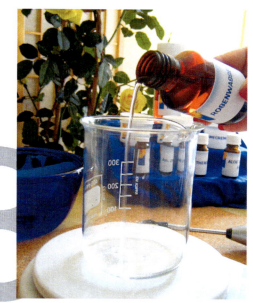

Nun sind beide Phasen geschmolzen und ca. 60-70 Grad warm. Jetzt gießen Sie die Wasserphase langsam in das Glas mit der Fettphase.

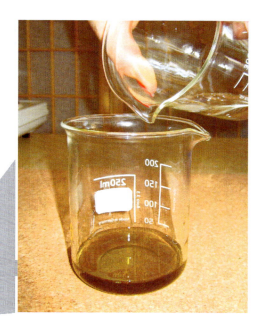

Rühren Sie dabei ständig mit dem Mixer um. Innerhalb weniger Sekunden schon wird die Flüssigkeit blickdicht. Rühren Sie weiter und Sie werden bemerken, dass die Creme allmählich dicker wird.

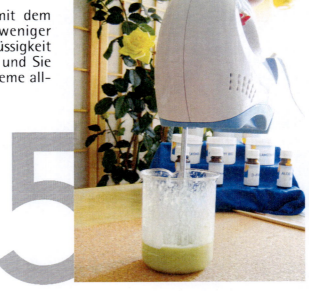

Um die Creme schließlich lauwarm zu bekommen, behelfen wir uns mit einem kalten Wasserbad, in das wir das Becherglas stellen, während wir weiterrühren.

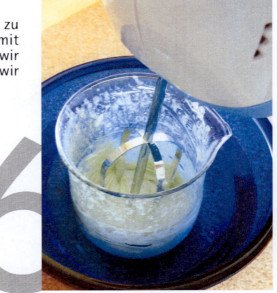

In die handwarme Creme kommen nun die Wirkstoffe – bitte immer einzeln und jeden Wirkstoff erstmal unterrühren, bevor Sie den nächsten dazugeben! Jetzt nur noch Duft und Konservierung dazu!

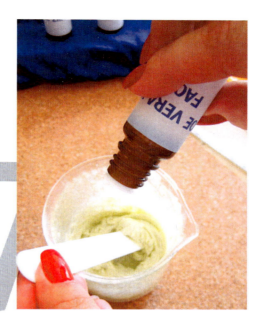

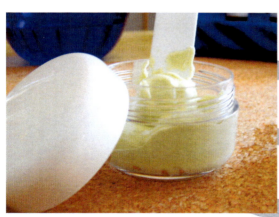

Füllen Sie die nun fertige Creme in ein hübsches Tiegelchen, beschriften es und stellen Sie es zum kompletten Auskühlen zugedeckt beiseite!

Entnehmen Sie die Creme mit einem kleinen Spatel, dann haben Sie lange Freude daran.

War doch gar nicht so schwer und Sie sind somit aufgenommen in den großen Kreis der Selbstrührer/innen!!!

REZEPTE

Die kommenden Rezepte stelle ich ganz bewusst nicht nach Hauttypen im Set zusammen (also die Creme, Reinigungsmilch, Waschcreme, Bodylotion etc. für die trockene Haut) sondern immer nach Produktgruppen. So können Sie - besonders bei Mischtypen - gleich sehen, was bei den anderen Hautbildern an Ölen, Emulgatoren und Wirkstoffen verwendet wird. Wenn Sie möchten, können Sie Rohstoffe bei Bedarf schnell austauschen oder ergänzen.

Bitte vergessen Sie nicht, dass Fett- und Wasserphase ca. 60-70 Grad haben sollen!

Wenn Sie nicht alle Wirkstoffe daheim haben, lassen Sie sie ruhig weg! Wie schon gesagt, Ihre selbst gemachten Produkte sind auch ohne zusätzliche Wirkstoffe wunderbar und hochwirksam. Aber es macht einfach Spaß, sich mit den Wirkstoffen ein wenig „auszutoben".

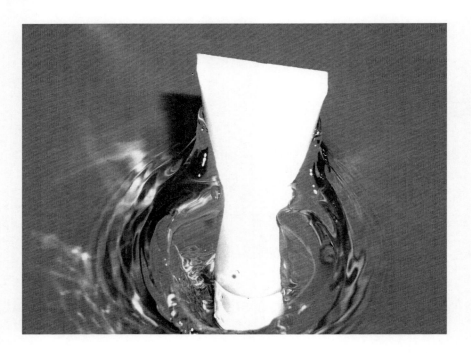

REINIGUNGSMILCH

Jede Gesichtsreinigung beginnt mit der passenden Reinigungsmilch. Sie entfernt Make-up, Staub, Talg und ist obendrein noch wasserlöslich.

Der Trick bei allen Lotionen ist, die gerührte, noch sehr heiße aber dünnflüssige Lotion so schnell wie möglich in die Fläschchen zu bekommen. Wenn sie bereits abgekühlt ist, ist sie so dickflüssig, dass es meistens mit dem Umfüllen Probleme gibt und mehr daneben geht, als ins Fläschchen. Die Lotion in der Flasche abkühlen lassen und dann erst die Wirkstoffe direkt in die Lotionflasche geben. Mit diesem Trick bekommt man Lotionen durch den engsten Flaschenhals.

Kleine Anekdote

Was der Rohstoff "Urea" so alles anrichten kann, zeigte sich in einem meiner Kurse.

Eine Teilnehmerin sah die Rezepte für die Reinigungsmilch und war offensichtlich entsetzt. Es sah so aus, als würde Sie sofort den Kursraum verlassen wollen. Wir waren alle über diesen Ausbruch sehr erstaunt. Wieder die Fassung erlangend erklärte Sie uns den Grund. Sie war lange Jahre WC-Frau in einem Herren-WC....... und konnte an Harnstoff (Urea) einfach nichts Tolles finden und schon gar nicht in Ihrer Reinigungsmilch! Nicht gelogen - wirklich wahr! ???

Nichts desto Trotz, lesen Sie hier die schönen Reinigungsmilch-Rezepte, mitunter auch mit Urea:

Für die trockene Haut

Fettphase

3 g Lamecreme
2 g Emulsan
1 Msp. Guarmehl o. Xanthan
20 g Erdnußöl

Wasserphase

70 g Rosenwasser
1 Msp. Urea

Wirkstoffphase

1 Moccalöffelchen Honig
7-10 Tr. Parfumöl

Konservierung

10 Tr. Paraben K oder
2 g Weingeist oder
    kosmetisches Basiswasser

Alle Rohstoffe der Fettphase erwärmen (im Becherglas oder im Schraubglas im Wasserbad) und schmelzen.

Im anderen Becher- oder Schraubglas die Rohstoffe der Wasserphase erwärmen und unter ständigem Rühren in die warme Fettphase geben und ca. 1 Minute kräftig mixen.

Danach so warm wie möglich in die Lotionflasche gießen und in ein kaltes Wasserbad stellen.

In die handwarme Lotion nun nach und nach den Honig, die Parfumöle und die Konservierung geben und kräftig durchschütteln.

Für die fettende und Mischhaut

Fettphase

4 g Tegomuls
1 Msp. Xanthan
10 g Traubenkernöl

Wasserphase

30 g Hamameliswasser
50 g Neroliwasser
2 Msp. Urea

Alle Rohstoffe der Fettphase erwärmen (im Becherglas oder im Schraubglas im Wasserbad) und schmelzen.

Im anderen Becher- oder Schraubglas die Rohstoffe der Wasserphase erwärmen und unter ständigem Rühren in die warme Fettphase geben und ca. 1 Minute kräftig mixen.

Wirkstoffphase

1 Moccalöffelchen Honig
7-10 Tr. Parfumöl

Konservierung

10 Tr. Paraben K oder
2 g Weingeist oder
  kosmetisches Basiswasser

Danach so warm wie möglich in die Lotionflasche gießen und in ein kaltes Wasserbad stellen.

In die handwarme Lotion nun das Teebaumfluid, die Parfumöle und die Konservierung geben. Danach kräftig durchschütteln.

Für die reife Haut

Fettphase

3 g Emulsan
2 g Lamecreme
1 Msp. Guarmehl
10 g Mandelöl
10 g Weizenkeimöl

Wasserphase

35 g Neroliwasser
35 g Rosenwasser
1 Msp. Urea

Wirkstoffphase

7 Tr. Parfumöl

Konservierung

10 Tr. Paraben K oder
2 g Weingeist oder
  kosmetisches Basiswasser

Alle Rohstoffe der Fettphase erwärmen (im Becherglas oder im Schraubglas im Wasserbad) und schmelzen.

Im anderen Becher- oder Schraubglas die Rohstoffe der Wasserphase erwärmen und unter ständigem Rühren in die warme Fettphase geben und ca. 1 Minute kräftig mixen.

Danach so warm wie möglich in die Lotionflasche gießen und in ein kaltes Wasserbad stellen.

In die handwarme Lotion nun die Parfumöle und die Konservierung geben und kräftig durchschütteln.

Für normale oder junge Haut

Fettphase

2 g Lamecreme
2 g Tegomuls
1 Msp. Guarmehl
15 g Mandelöl

Wasserphase

70 g Rosenwasser
1 Msp. Urea

Wirkstoffphase

7 Tr. Parfumöl

Konservierung

10 Tr. Paraben K oder
2 g Weingeist oder
   kosmetisches Basiswasser

Alle Rohstoffe der Fettphase erwärmen (im Becherglas oder im Schraubglas im Wasserbad) und schmelzen.

Im anderen Becher- oder Schraubglas die Rohstoffe der Wasserphase erwärmen und unter ständigem Rühren in die warme Fettphase geben und ca. 1 Minute kräftig mixen.

Danach so warm wie möglich in die Lotionflasche gießen und in ein kaltes Wasserbad stellen.

In die handwarme Lotion nun die Parfumöle und die Konservierung geben und kräftig durchschütteln.

Sie sehen, es sind kaum Wirkstoffe in der Reinigungsmilch. Bei schnell abwaschbaren Produkten macht das auch nicht viel Sinn!

WASCH- und PEELINGCREME

Waschcremen sind eine gute Alternative zu Seifen, wobei Seife selber herstellen wiederum eine tolle Alternative zu gekauften Flüssigseifen darstellt.

Waschcremen sind sehr mild, lösen auch festsitzendes Make-up und bilden einen feinen leichten und pflegenden Film auf der Haut.
Wenn Sie dann eventuell noch Peelinggranulate unterrühren, haben Sie eine herrliche Peeling-Waschcreme.

Als Peelinggranulate können Sie Mandel-Olivensteingranulat, Traubenkerngranulat, Sesamgranulat, Gerstengranulat oder den sehr stark peelenden Seesand verwenden. Probieren Sie auch mal Mohnkügelchen aus!

Vorsicht! Auch konserviert halten Peeling-Cremen nicht sehr lange, Waschcremen dagegen weitaus länger.

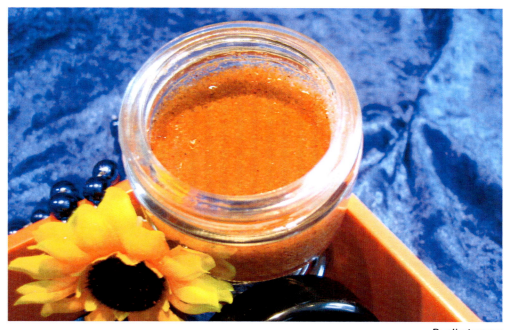

Peelingcreme

Anwendung:

Einen Klacks Wasch- oder Peelingcreme auf die nasse Haut geben und kreisförmig massieren. Mit klarem Wasser abwaschen und mit Gesichtswasser klären.

Waschcreme

Für die trockene, reife und normale Haut

Fettphase

5 g Lamecreme
1 g Cetylalkohol
10 g Distelöl

Wasserphase

35 g dest. Wasser od. stilles Mineralwasser

Wirkstoffphase

ev. 2-3 Tr. Parfumöl
ev. 2 TL Peelinggranulat

Konservierung

4 Tr. Paraben K oder
ca. 1,5 g Weingeist o. kosm. Basiswasser

Alle Rohstoffe der Fettphase erwärmen (im Becherglas oder im Schraubglas im Wasserbad) und schmelzen.

Im anderen Becher- oder Schraubglas die Rohstoffe der Wasserphase erwärmen und unter ständigem Rühren in die warme Fettphase geben und ca. 1 Minute kräftig mixen. Dann in ein kaltes Waserbad stellen und solange rühren bis die Creme handwarm ist.

In die handwarme Creme nun die Parfumöle und die Konservierung geben und wenn Sie möchten Peelinggranulate mit einem Spatel oder Löffelchen unterrühren.

Peeling-Gel
Für die fettende und Mischhaut

Wasserphase

30 g Hamameliswasser oder dest. Wasser
1 Msp. Xanthan

Wirkstoffphase

ev. 3 Tr. Parfumöl
2 TL Peelinggranulat
4 Tr. Paraben K oder
1,5 g Weingeist

Hamameliswasser mit der großzügigen Messerspitze Xanthan rasch verrühren. Das Gel gut 30 Minuten stehen lassen, dann das Peelinggranulat, den Duft und die Konservierung unterrühren.

Das Gel dickt über Nacht noch nach!

Kleine Anekdote

„Kann man Wasch-Creme auch bei Tieren verwenden?" fragte eine Kursteilnehmerin. Ich muss einigermaßen erstaunt gewirkt haben, denn auf so eine Frage war ich eigentlich nicht gefasst. „Warum wollen Sie denn Ihre Katze mit Wasch-Creme waschen?" „Bis jetzt verwende ich ein Wollwaschmittel und nachher creme ich sie mit Feuchtigkeitscreme ein, mit Wasch-Creme erspare ich mir ja einen Schritt!"…….???????…… Bis heute weiß ich nicht, ob sie es wirklich getan hat, aber es erzählt sich einfach toll ??? Bitte versuchen Sie es trotzdem nicht!!

GESICHTSWASSER

Sind wunderbare Erfrischer mit leichtem Reinigungseffekt. Probieren Sie einmal Hydrolate pur aus! Das ist die günstigste Art, die Haut zu klären und zu erfrischen.

Aufgepeppt mit wasserlöslichen Wirkstoffen, werden daraus hochwirksame Gesichtswasser oder Tonics.

Lösen Sie die empfohlene Messerspitze Sorbit oder Allantoin immer in ein wenig warmer Flüssigkeit auf, das geht rascher und löst sich leichter. Natürlich können Sie alles zusammen in eine Flasche geben und immer wieder aufschütteln, das dauert etwas länger! Sollten Sie das Eine oder Andere gerade nicht da haben, lassen Sie es weg oder ersetzen es durch ein anderes Produkt, das zu Ihrem Hauttyp (siehe Tabelle Seite 121) passt.

Für die trockene Haut

Wasserphase

24 g Neroliwasser
24 g Aloe Vera Wasser
1 Msp. Sorbit
1 Msp Allantoin

Wirkstoffphase

10 Tr. Vit. ACE-Fluid
10 Tr. Gurkenextrakt
5 Tr. Parfumöl

Konservierung

5 Tr. Paraben K oder
2,5 g kosm. Basiswasser

Neroliwasser und Aloe Vera Wasser miteinander vermischen, einen kleinen Teil abnehmen und mit dem Sorbit und dem Allantoin leicht erwärmen bis sich die Pulver gelöst haben! Zurück zu dem Wassergemisch geben, die restlichen Wirkstoffe dazugeben und ein wenig schütteln.

Konservierung nicht vergessen, da es nur aus Wasser besteht und anfällig für Bakterien und Keime ist.

Für die fettende und Mischhaut

Wasserphase

25 g Hamameliswasser
10 g Lavendelwasser
10 g Aloe Vera Wasser
2 Msp. Urea

Wirkstoffphase

15 Tr. Teebaumfluid
10 Tr. Vit. ACE-Fluid
5 Tr. Aloe Vera 10-fach
ev. 10 Tr. Efeuextrakt (porenverengend)
4 Tr. Parfumöl oder
    2 Tr. äth. Lavendelöl
    1 Tr. äth. Teebaumöl
    1 Tr. äth. Sandelholzöl

Konservierung

5 Tr. Paraben K
oder 2,5 g kosm. Basiswasser (Weingeist)

Hamameliswasser, Lavendelwasser und Aloe Vera Wasser miteinander vermischen, einen kleinen Teil abnehmen, Harnstoff dazu geben und leicht erwärmen bis sich die Pulver gelöst haben! Zurückgeben und die Wirkstoffe dazugeben.

In diesem Fall können ätherischen Öle verwendet werden, da sie nicht der Beduftung dienen, sondern hochwirksame Pflanzenessenzen darstellen.

Unbedingt konservieren!

Für die reife Haut

Wasserphase

15 g Rosenwasser
10 g Neroliwasser
10 g Aloe Vera Wasser

Neroliwasser, Rosenwasser und Aloe Vera Wasser miteinander vermischen, einen kleinen Teil abnehmen und mit dem Sorbit und dem Allantoin leicht erwärmen bis sich die Pulver gelöst haben!

Wirkstoffphase

1 Msp. Sorbit
1 Msp Allantoin
1 Msp. Urea
10 Tr. ACE-Fluid
10 Tr. Aloe Vera 10-fach
10 Tr. Gurkenextrakt
5 Tr. Fibrostimulin
5 Tr. Parfumöl

Konservierung

5 Tr. Paraben K
oder
2,5 g kosm. Basiswasser
(Weingeist)

Zurück zu dem Wassergemisch, die restlichen Wirkstoffe dazugeben und ein wenig schütteln.

Konservierung nicht vergessen.

Für die trockene Haut

Wasserphase

28 g Neroliwasser
18 g Aloe Vera Wasser

Wirkstoffphase

1 Msp. Sorbit
10 Tr. Vit. ACE-Fluid
7 Tr. Aloe Vera 10-fach
10 Tr. Gurkenextrakt
5 Tr. Parfumöl

Konservierung

5 Tr. Paraben K oder
2,5 g kosm. Basiswasser
(Weingeist)

Neroliwasser und Aloe Vera Wasser miteinander vermischen, einen kleinen Teil abnehmen und mit dem Sorbit leicht erwärmen bis sich das Pulver gelöst hat! Zurück zu dem Wassergemisch, die restlichen Wirkstoffe dazugeben und ein wenig schütteln.

Konservierung nicht vergessen.

LEICHTE TAGESCREME

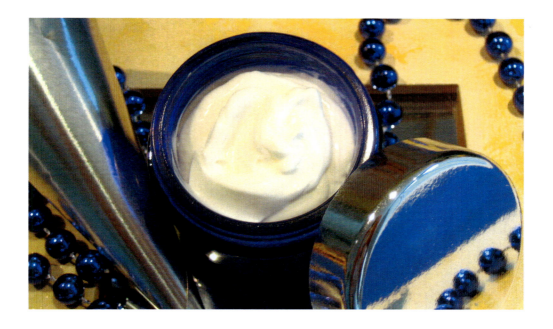

Kleine Anekdote

Zugegeben, der Ausdruck „leichte Tagescreme" kann auch zu Missverständnissen führen. Eines Tages rief eine Neukundin an, die von einer Freundin unseren Prospekt mit ein paar Einsteiger-Rezepten bekommen hatte und meinte sehr verärgert „Hearns , des is ober net leicht z´ mochen g´wesen, des Rezept". Für alle Nichtwiener: „Hören Sie, das war aber nicht leicht zu machen, das Rezept! Ich konnte ihr dann doch erklären, das dieses „leicht" mit der Konsistenz zu tun hatte und nicht mit der Leichtigkeit des Herstellens!   Ah so, meinte Sie, das müssen Sie aber dazuschreiben! Was ich hiermit gerne tue. ?

Lesen Sie also hier alle Rezepte für „leichte" Tagescremen!

Für die trockene Haut

Fettphase

3 g Lamecreme
1 g Cetylalkohol
8 g Avocadoöl
7 g Mandelöl
5 g Kakaobutter

Wasserphase

30 g Aloe Vera Wasser
1 Msp. Sorbit
1 Msp. Allantoin

Wirkstoffphase

7 Tr. D-Panthenol
5 Tr. Aloe Vera 10-fach
5 Tr. Squalan
5 Tr. Vitamin A
5 Tr. Vitamin E
4 Tr. Parfumöl

Konservierung

6 Tr. Paraben K oder
1,3 g Weingeist o. kosm. Basiswasser

Alle Rohstoffe der Fettphase erwärmen (im Becherglas oder im Schraubglas im Wasserbad) und schmelzen.

Im anderen Becher- oder Schraubglas die Rohstoffe der Wasserphase erwärmen und unter ständigem Rühren in die warme Fettphase geben und ca. 1 Minute kräftig mixen.

In ein kaltes Wasserbad stellen und weiterrühren.

In die handwarme Creme nun die Wirkstoffe einzeln unterrühren.

(siehe Schritt für Schritt-Anleitung Seite 43)

Für die fettende und Mischhaut

Fettphase

3 g Tegomuls
10 g Distelöl
4 g Babassuöl
1 kl Msp. Guarmehl

Wasserphase

15 g Neroliwasser
15 g Hamameliswasser
1 Msp. Urea

Wirkstoffphase

5 Tr. D-Panthenol
5 Tr. Teebaumfluid
7 Tr. Aloe Vera 10-fach
5 Tr. Vitamin E
4 Tr. Parfumöl

Konservierung

6 Tr. Paraben K oder
1,5 g Weingeist o. kosm. Basiswasser

Alle Rohstoffe der Fettphase erwärmen (im Becherglas oder im Schraubglas im Wasserbad) und schmelzen.

Im anderen Becher- oder Schraubglas die Rohstoffe der Wasserphase erwärmen und unter ständigem Rühren in die warme Fettphase geben und ca. 1 Minute kräftig mixen.

Ins kalte Wasserbad stellen und weiterrühren.

In die handwarme Creme nun die Wirkstoffe einzeln unterrühren.

(siehe Schritt für Schritt-Anleitung Seite 43)

Für die reife Haut

Fettphase

3 g Emulsan
1 g Cetylalkohol
10 g Avocadoöl
6 g Wildrose/Hagebuttenöl
4 g Sheabutter

Wasserphase

15 g Rosenwasser
15 g Aloe Vera Wasser

Wirkstoffphase

5 Tr. D-Panthenol
7 Tr. Vitamin A
5 Tr. Vitamin E
7 Tr. Squalan
7 Tr. Aloe Vera 10-fach
4 Tr. Parfumöl

Konservierung

6 Tr. Paraben K oder
1,5 g Weingeist o. kosm. Basiswasser

Alle Rohstoffe der Fettphase erwärmen (im Becherglas oder im Schraubglas im Wasserbad) und schmelzen.

Im anderen Becher- oder Schraubglas die Rohstoffe der Wasserphase erwärmen und unter ständigem Rühren in die warme Fettphase geben und ca. 1 Minute kräftig mixen. In ein kaltes Wasserbad stellen und weiterrühren.

In die handwarme Creme nun die Wirkstoffe einzeln unterrühren.

(siehe Schritt für Schritt-Anleitung Seite 43)

Für normale oder junge Haut

Fettphase

2 g Tegomuls
1 g. Lamecreme
1 g Cetylalkohol
1 kl. Msp. Guarmehl
10 Traubenkernöl
5 g Mandelöl

Wasserphase

25 g Neroliwasser
1 Msp. Sorbit

Wirkstoffphase

5 Tr. D-Panthenol
5 Tr. Aloe Vera 10-fach
4 Tr. Parfumöl

Konservierung

6 Tr. Paraben K oder
1,5 g Weingeist o. kosm. Basiswasser

Alle Rohstoffe der Fettphase erwärmen (im Becherglas oder im Schraubglas im Wasserbad) und schmelzen.

Im anderen Becher- oder Schraubglas die Rohstoffe der Wasserphase erwärmen und unter ständigem Rühren in die warme Fettphase geben und ca. 1 Minute kräftig mixen.

Ins kalte Wasserbad stellen und weiterrühren.

In die handwarme Creme nun die Wirkstoffe einzeln unterrühren.

(siehe Schritt für Schritt-Anleitung Seite 43)

GEHALTVOLLE CREME
- auch NACHTCREME

Diese Cremen sind gehaltvoller und reicher an Wirkstoffen, da die Haut über Nacht Zeit hat sie aufzunehmen. Natürlich können Sie diese Cremen auch als reichhaltige Tagescreme verwenden.

Für die trockene Haut

Fettphase

2 g Emulsan
1 g Lamecreme
7 g Macadamianußöl
7 g Mandelöl
6 g Jojobaöl

Wasserphase

25 g Rosenwasser
1 Msp. Allantoin
1 Msp. Sorbit

Wirkstoffphase

3 Tr. Sanddornfruchtfleischöl
5 Tr. Honig
7 Tr. D-Panthenol
7 Tr. Vitamin A
5 Tr. Vitamin E
5 Tr. Squalan
4 Tr. Duft

Konservierung

6 Tr. Paraben K oder
1,5 g Weingeist o. kosm. Basiswasser

Alle Rohstoffe der Fettphase erwärmen (im Becherglas oder im Schraubglas im Wasserbad) und schmelzen.

Im anderen Becher- oder Schraubglas die Rohstoffe der Wasserphase erwärmen und unter ständigem Rühren in die warme Fettphase geben und ca. 1 Minute kräftig mixen.

In ein kaltes Wasserbad stellen und weiterrühren.

In die handwarme Creme nun die Wirkstoffe einzeln unterrühren.

Für die fettende und Mischhaut

Fettphase

2 g Tegomuls
1 g Lamecreme
10 g Traubenkernöl od. Distelöl
6 g Babassuöl
1 kl. Msp. Guarmehl

Wasserphase

30 g Hamameliswasser

Wirkstoffphase

7 Tr. D-Panthenol
5 Tr. Vitamin E
7 Tr. Teebaumfluid
7 Tr. Aloe Vera 10-fach
2 Tr. äth. Lavendelöl

Konservierung

6 Tr. Paraben K oder
1,5 g Weingeist o. kosm. Basiswasser

Alle Rohstoffe der Fettphase erwärmen (im Becherglas oder im Schraubglas im Wasserbad) und schmelzen.

Im anderen Becher- oder Schraubglas die Rohstoffe der Wasserphase erwärmen und unter ständigem Rühren in die warme Fettphase geben und ca. 1 Minute kräftig mixen. In ein kaltes Wasserbad stellen und weiterrühren.

In die handwarme Creme nun die Wirkstoffe einzeln unterrühren.

Für die reife Haut

Fettphase

2 g Emulsan
1 g Lamecreme
7 g Avocadoöl
6 g Jojobaöl
2 g Wildrosen-/Hagebuttenöl
2 g Sheabutter
2 g Kakaobutter

Wasserphase

30 g Rosenwasser
1 Msp. Sorbit

Wirkstoffphase

3 Tr. Sanddornfruchtfleischöl
7 Tr. D-Panthenol
7 Tr. Vitamin A
7 Tr. Vitamin E
1 Msp. Vitamin C
8 Tr. Squalan
8 Tr. Aloe Vera 10-fach
4 Tr. Parfumöl

Konservierung

6 Tr. Paraben K oder
1,5 g Weingeist o. kosm. Basiswasser

Alle Rohstoffe der Fettphase erwärmen (im Becherglas oder im Schraubglas im Wasserbad) und schmelzen.

Im anderen Becher- oder Schraubglas die Rohstoffe der Wasserphase erwärmen und unter ständigem Rühren in die warme Fettphase geben und ca. 1 Minute kräftig mixen. In ein kaltes Wasserbad stellen und weiterrühren.

In die handwarme Creme nun die Wirkstoffe einzeln unterrühren.

Für normale oder junge Haut

Fettphase

2 g Tegomuls
1 g Cetylalkohol
8 g Jojobaöl
7 g Avocadoöl
2 g Kakaobutter

Wasserphase

30 g Neroliwasser
1 Msp. Sorbit

Wirkstoffphase

7 Tr. D-Panthenol
5 Tr. Vitamin A
5 Tr. Vitamin E
4 Tr. Aloe Vera 10-fach
5 Tr. Honig
4 Tr. Parfumöl

Konservierung

6 Tr. Paraben K oder
1,5 g Weingeist o. kosm. Basiswasser

Alle Rohstoffe der Fettphase erwärmen (im Becherglas oder im Schraubglas im Wasserbad) und schmelzen.

Im anderen Becher- oder Schraubglas die Rohstoffe der Wasserphase erwärmen und unter ständigem Rühren in die warme Fettphase geben und ca. 1 Minute kräftig mixen. In ein kaltes Wasserbad stellen und weiterrühren.

In die handwarme Creme nun die Wirkstoffe einzeln unterrühren.

GEL- und FEUCHTIGKEITSFLUID

In diesen Gels steckt geballte Feuchtigkeit und Wirkung. Verwenden Sie es unter der Tagescreme, unter dem Make up oder im Sommer statt einer Creme. Auch als Dekolletepflege, Augenpflege und für die empfindlichen Hautpartien ist es zu empfehlen.

Geben Sie ein wenig Öl und Flüssigemulgator dazu (siehe Rezept) und Sie haben ein etwas reichhaltigeres Gelfluid, falls Ihnen das normale Gel zu leicht und zu wenig reichhaltig ist.

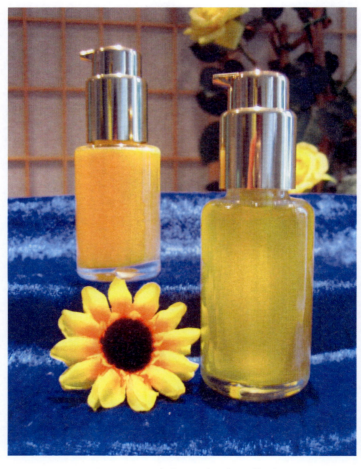

Für die trockene Haut

Wasserphase

25 g Aloe Vera Wasser
1 Msp. Sorbit
0,5 g Guarmehl

Wirkstoffphase

5 Tr. D-Panthenol
10 Tr. Aloe Vera 10-fach
15 Tr. Gurkenextrakt
7 Tr. Vitamin ACE-Fluid
3 Tr. Parfumöl

Konservierung

3 Tr. Paraben K
oder 1,2 g kosm. Basiswasser

Das kalte Aloe Vera Wasser mit der Messerspitze Sorbit verrühren bis es sich aufgelöst hat. Dann unter ständigem Mixen das Guarmehl dazugeben. Das noch dünnflüssige Gel etwas stehen lassen, damit es quellen kann (ca. 10 Minuten).

In das fertige Gel die Wirkstoffe unterrühren, konservieren und abfüllen.

Fluid-Variante für die trockene Haut

Rezept wie oben und in das fertige Gel:

2 TL Avocadoöl
1 TL Mandelöl
1,5 TL Fluidlecithin super (Emulgator)

Zubereitung wie oben, in das fertige Gel die Öle und das Fluidlecithin kräftig unterrühren.

Für die fettende und Mischhaut

Wasserphase

25 g Hamameliswasser oder Lavendelwasser
1 Msp. Urea

Wirkstoffphase

7 Tr. D-Panthenol
10 Tr. Aloe Vera 10-fach
10 Tr. Teebaumfluid
ev. 7 Tr. Efeuextrakt
5 Tr. Vitamin E-Acetat
3 Tr. Parfumöl

Konservierung

3 Tr. Paraben K oder
1,2 g kosm. Basiswasser

Die beiden kalten Wasser mit der Messerspitze Urea verrühren, leicht wärmen bis es sich aufgelöst hat. Dann unter ständigem Mixen das Guarmehl dazugeben. Das noch dünnflüssige Gel etwas stehen lassen, damit es quellen kann (ca. 10 Minuten).

In das fertige Gel die Wirkstoffe unterrühren, konservieren und abfüllen.

Fluid-Variante für die fettende Mischhaut

Rezept wie oben und in das fertige Gel:

1 TL Distelöl
1 TL Traubenkernöl
1,5 TL Fluidlecithin super (Emulgator)

Zubereitung wie oben, in das fertige Gel die Öle und das Fluidlecithin kräftig unterrühren.

Für die reife Haut

Wasserphase

15 g Rosenwasser
10 g Aloe Vera Wasser
1 Msp- Sorbit
1 Msp. Urea
0,5 g Mischung aus Xanthan und Guarmehl

Wirkstoffphase

7 Tr. D-Panthenol
10 Tr. Vitamin ACE-Fluid

Konservierung

3 Tr. Paraben K oder
1,2 g kosm. Basiswasser

Die beiden kalten Wasser mit der Messerspitze Urea und Sorbit verrühren, leicht wärmen bis es sich aufgelöst hat. Dann unter ständigem Mixen die Gelbildner dazugeben. Das noch dünnflüssige Gel etwas stehen lassen, damit es quellen kann (ca. 10 Minuten).

In das fertige Gel die Wirkstoffe unterrühren, konservieren und abfüllen.

Fluid-Variante für die reife Haut

Rezept wie oben und in das fertige Gel:

1 TL Jojobaöl
1 TL Avocadoöl
1,5 TL Fluidlecithin super

Zubereitung wie oben, in das fertige Gel die Öle und das Fluidlecithin kräftig unterrühren.

Für die normale oder junge Haut

Wasserphase

15 g Neroliwasser
10 g Aloe Vera Wasser
1 Msp. Sorbit
0,5 g Mischung aus Xanthan und Guarmehl

Wirkstoffphase

7 Tr. D-Panthenol
10 Tr. Vit. ACE
5 Tr. Aloe Vera 10-fach
3 Tr. Parfumöl

Konservierung

3 Tr. Paraben K oder
1,2 g kosm. Basiswasser

Die beiden kalten Wasser mit der Messerspitze Sorbit verrühren, bis es sich aufgelöst hat. Dann unter ständigem Mixen die Gelbildner dazugeben. Das noch dünnflüssige Gel etwas stehen lassen, damit es quellen kann (ca. 10 Minuten).

In das fertige Gel die Wirkstoffe unterrühren, konservieren und abfüllen.

Fluid-Variante für die normale oder junge Haut

Rezept wie oben und in das fertige Gel:

2 TL Mandelöl
1 TL Fluidlecithin super

Zubereitung wie oben, in das fertige Gel die Öle und das Fluidlecithin kräftig unterrühren.

Kleine Anekdote

Beim ersten Ausprobieren der Gel-Rezepte war ich besonders auf die Zweifärbigkeit meiner Gels stolz. Wenn Sie nämlich Öl aber keinen Flüssigemulgator verwenden, dann setzt sich das Öl dekorativ oben im Fläschchen ab, man schüttelt es dann auf und schon vermischen sich die Farben wieder um sich dann erneut zu trennen. Ich machte mit einigen Ölen gleich ein paar Experimente, das Netteste war ein mit Sanddornfruchtfleischöl (was für ein Wort) hergestelltes Gel. Hübsch anzusehen, stellte ich es als Demonstrationsstück in meinen Laden!

Als ich am nächsten Tag etwas später als sonst im Laden eintraf, zeigte mir meine Mitarbeiterin Marianne stolz ihre neueste Erkenntnis. „Wenn man nämlich Fluidlecithin super hinein gibt, dann trennen sich die Gele nicht mehr", meinte sie mit Erfinderstolz. Fassungslos starrte ich auf die nun einfärbigen kompakten Gele, die sich so gar nicht mehr trennen wollten!

Seitdem gibt es zwei Gel-Sorten zum Herzeigen im Laden einmal abgesetzt und einmal mit Flüssigemulgator kompakt gemacht.

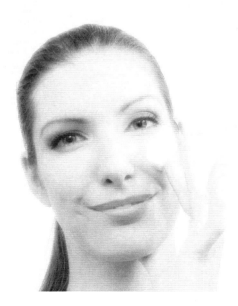

AUGENPFLEGE

Sie soll so sanft wie nur möglich sein, denn die Haut rund um die Augen ist besonders zart. Diese Produkte helfen, die Augen wieder strahlen zu lassen und sie sanft zu pflegen!

Sanftes Abschmink-Ölgel:
hält mindestens 8-12 Monate!

Fettphase

2 g Ceralan
30 g Jojobaöl

Wirkstoffphase

3 Tr. Bisabolol

ev. 2 Tr. Parfumöl

Ceralan mit dem Jojobaöl sanft schmelzen, Bisabolol dazugeben und sofort in ein Döschen abfüllen - es wird recht fest!

Ein feuchtes Wattepad in das feste Gel tauchen und sanft über die Augen streichen.

Straffendes Augengel
mit Augentrostextrakt

Wasserphase

15 g Hamameliswasser
1 kl Msp. Xanthan

Wirkstoffphase

10 Tr. Augentrostextrakt
5 Tr. Efeuextrakt
5 Tr. Vitamin ACE Fluid
2 Tr. Bisabolol

Xanthan unter ständigem Rühren in das Hamameliswasser einrühren. Ein wenig stehen lassen (ca. 10 Minuten) und das sich nun gebildete Gel nochmals durchrühren. Die Extrakte und Vitamine dazugeben.

Ohne Konservierung!!
Die Menge ist klein, daher ist sie schnell aufgebraucht. Kühl lagern und Spatel zum Entnehmen verwenden!

Wenn Sie ganz sicher gehen wollen, dann geben Sie noch 3 Tropfen Konservierung dazu!!!

Dieses Gel kühlt, strafft und entspannt übermüdete Augen und hilft gegen Augenringe und Tränensäcke.

Pflegende Augencreme mit Jojobaöl

Fettphase

2 g Tegomuls
7 g Jojobaöl

Wasserphase

10 Lavendelwasser

Wirkstoffphase

5 Tr. D-Panthenol
7 Tr. Augentrostextrakt
2 Tr. Bisabolol
ev. 2 Tr. Parfumöl

Alle Rohstoffe der Fettphase erwärmen (im Becherglas oder im Schraubglas im Wasserbad) und schmelzen.

Im anderen Becher- oder Schraubglas die Rohstoffe der Wasserphase erwärmen und unter ständigem Rühren in die warme Fettphase geben und ca. 1 Minute kräftig mixen.

In die handwarme Creme nun die Wirkstoffe einzeln unterrühren.

Anmerkung:
Bewusst ohne Konservierung!! Die Menge ist klein, daher ist sie schnell aufgebraucht. Kühl lagern und Spatel zum Entnehmen verwenden!

BODYLOTION

Wählen Sie zwischen gehaltvollen, etwas dickeren Lotionen oder leichten, dünnflüssigen Formulierungen.

Je mehr feste Fette Sie verwenden, umso fester wird die fertige Lotion!

Zugegeben, in den Rezepten wurden viele Wirkstoffe verwendet. „Muss ich mir die jetzt alle kaufen?" Nein, Sie müssen nicht, denn auch mit nur wenigen ausgesuchten Wirkstoffen, erzielen Sie tolle Ergebnisse! Nehmen Sie, was Sie an Basiswirkstoffen daheim haben, z.B. D-Panthenol, Aloe Vera 10-fach, Vitamin A oder Vitamin E.

Auch die Öle können Sie austauschen, wenn Sie nicht alle zur Verfügung haben. Verändern Sie aber nie die Gesamtmenge aller Öle. Aus 10 g Jojobaöl und 15 g Avocadoöl können Sie 25 g Avocadoöl machen und Jojobaöl weglassen! Prinzipiell sind aber die Rezepte ausgewogen und jedes Öl hat seine Wirkung!

Unsere Bodylotionen hinterlassen ein weiches samtig gepflegtes Hautgefühl. Wählen Sie zwischen 7 Tropfen Parfumöl für einen rasch flüchtigen Duft oder 20 Tropfen für verführerischen Duft den ganzen Tag über! Bedenken Sie bitte, dass alle Lotionen noch viele Stunden nachdicken.

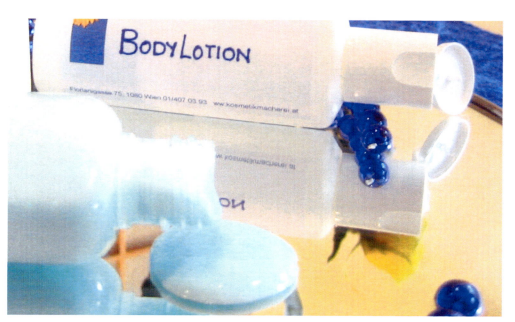

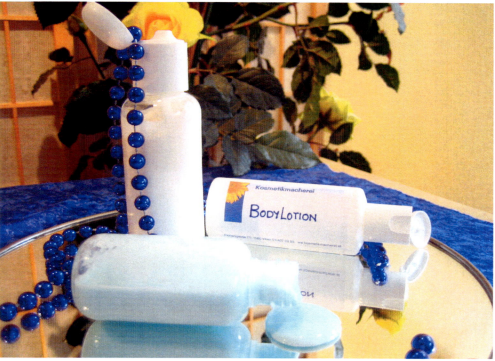

Für die trockene Haut

Fettphase

7 g Emulsan
1 g Cetylalkohol
1 Msp. Guarmehl
15 g Erdnußöl
10 g Jojobaöl
5 g Kokosfett

Wasserphase

70 g Aloe Vera Wasser
70 g Neroliwasser
1 Msp. Sorbit
1 Msp. Urea

Wirkstoffphase

10 Tr. D-Panthenol
10 Tr. Aloe Vera 10-fach
7 Tr. Vitamin A
7 Tr. Vitamin E
14 Tr. Squalan

7-20 Tr. Parfumöl

Konservierung

20 Tr. Paraben K oder
6 g kosm. Basiswasser
(Weingeist)

Alle Rohstoffe der Fettphase erwärmen (im Becherglas oder im Schraubglas im Wasserbad) und schmelzen.

Im anderen Becher- oder Schraubglas die Rohstoffe der Wasserphase erwärmen und unter ständigem Rühren in die warme Fettphase geben und ca. 1 Minute kräftig mixen.

Danach so warm wie möglich in die Lotionflasche gießen. Die Flasche in ein kaltes Wasserbad stellen.

In die handwarme Lotion nun nach und nach die Wirkstoffe in die Flasche geben und immer wieder durchschütteln. Dann die Parfumöle und die Konservierung dazu und kräftig durchschütteln.

Abfülltipp siehe Seite 47

Für die reife Haut: Die Vitaminbodylotion

Fettphase

6 g Lamecreme
1 g Cetylalkohol
15 g Avocadoöl
10 g Macadamianußöl
5 g Sheabutter (immer in die Restwärme)
2 g Kakaobutter
1 Msp. Guarmehl

Wasserphase

140 g Rosenwasser
1 Msp. Allantoin
1 Msp. Sorbit

Wirkstoffphase

15 Tr. D-Panthenol
10 Tr. Aloe Vera 10-fach
10 Tr. Vitamin A
10 Tr. Vitamin E
10 Tr. Vitamin C
10 Tr. Sanddornfruchtfleischöl
14 Tr. Squalan
7-20 Tr. Parfumöl

Konservierung

20 Tr. Paraben K oder
8 g kosm. Basiswasser (Weingeist)

Alle Rohstoffe der Fettphase - außer Sheabutter - erwärmen (im Becherglas oder im Schraubglas im Wasserbad) und schmelzen. Erst nach dem Schmelzen die Sheabutter dazugeben.

Im anderen Becher- oder Schraubglas die Rohstoffe der Wasserphase erwärmen und unter ständigem Rühren in die warme Fettphase geben und ca. 1 Minute kräftig mixen.

Danach so warm wie möglich in die Lotionflasche gießen und in ein kaltes Wasserbad stellen.

In die handwarme Lotion nun nach und nach die Wirkstoffe in die Flasche geben und immer wieder durchschütteln. Dann die Parfumöle und die Konservierung dazu und kräftig durchschütteln.

Abfülltipp siehe Seite 47

Für normale oder junge Haut: Feuchtigkeitslotion

Fettphase

6 g Lamecreme
1 Msp Guarmehl
8 g Mandelöl
8 g Jojobaöl
4 g Kokosfett/Kokosöl

Wasserphase

140 g Aloe Vera Wasser

Wirkstoffphase

15 Tr. D-Panthenol
10 Tr. Aloe Vera 10-fach
10 Tr. Vitamin A
10 Tr. Squalan
7-20 Tr. Parfumöl

Konservierung

20 Tr. Paraben K oder
8 g kosm. Basiswasser
(Weingeist)

Alle Rohstoffe der Fettphase - außer Sheabutter - erwärmen (im Becherglas oder im Schraubglas im Wasserbad) und schmelzen. Erst nach dem Schmelzen die Sheabutter dazugeben.

Im anderen Becher- oder Schraubglas die Rohstoffe der Wasserphase erwärmen und unter ständigem Rühren in die warme Fettphase geben und ca. 1 Minute kräftig mixen.

Danach so warm wie möglich in die Lotionflasche gießen und in ein kaltes Wasserbad stellen.

In die handwarme Lotion nun nach und nach die Wirkstoffe in die Flasche geben und immer wieder durchschütteln. Dann die Parfumöle und die Konservierung dazu und kräftig durchschütteln.

Tipp

Sollte am nächsten Tag Ihre Bodylotion zu fest sein, dann geben Sie - ruhig im kalten Zustand - noch Flüssigkeit dazu, am Besten in 10 g -Schritten.
Wenn Sie möchten, nehmen Sie beim nächsten Mal um 1 g weniger Emulgator, dann wird die Lotion auch ein bisschen flüssiger!

Sollte Ihre Lotion zu flüssig sein, versuchen Sie noch 2 Messerspitzen Guarmehl hinzu zugeben und schütteln Sie die Flasche dann kräftig. So läst sich auch dieses „Problem" lösen!

SPEZIALREZEPTE FÜR DIE KÖRPERPFLEGE

„Whipped Sheabutter" für die besonders trockene Haut

Diese sehr einfach herzustellende Körperbutter im Kaltrührverfahren, zieht wunderbar ein, obwohl sie nur aus Fett besteht. Durch das kräftige Mixen, wird Sie wie „Schlagsahne" schaumig, weich und zart.

Fettphase

50 g Sheabutter
50 g Mandelöl
20 Tr. Parfumöl

Die kalte Sheabutter in kleine Stückchen schneiden und in eine Rührschüssel geben, das Öl dazu und diese Masse mit dem Handmixer (beide Quirle verwenden) ca. 5-8 Minuten kräftig schlagen. Am Anfang „holpert" es richtig, aber sie wird immer weicher und schaumiger. Dann das Parfumöl dazugeben und abfüllen.

BODYBUTTER
(Körperbutter) ca. 200 ml

Fettphase

14 g Lamecreme
4 g Cetylalkohol
50 g Kakaobutter
20 g Bio Kokosfett
10 g Macadamianussöl

Wasserphase

90 g dest. Wasser
2 TL Honig

Wirkstoffphase

15 Tr. Aloe Vera-10fach
10 Tr. D-Panthenol
12 Tr. Parfumöl (Schoko)

Konservierung

18 Tr. Paraben K oder
8 g kosm. Basiswasser

Alle Zutaten der Fettphase sanft miteinander verschmelzen, nicht zu heiß werden lassen.

In einem separaten Becherglas den Honig in die Wasserphase geben und ebenfalls erwärmen.

Die Wasserphase unter ständigem Rühren in die Fettphase gießen und ca. 2 Minuten rühren.

Wenn Sie möchten, können Sie die Crème nun in einem kalten Wasserbad weiterrühren.

Geben Sie dann die Wirkstoffe dazu und rühren nochmals gut durch. Füllen Sie diese Bodybutter in eine große Schraubdose.

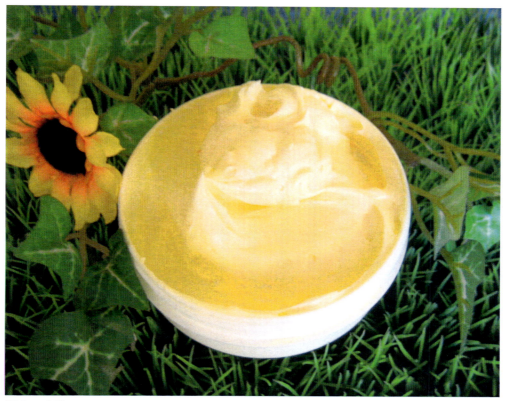

Whipped Shea

Kleine Anekdote

Das die „Whipped Shea" einfach zu machen ist, wissen wir, aber dass dieses Wissen reicht um auf alle weiteren Cremen und Rührtechniken zu verzichten war mir neu.

Eine Kursteilnehmerin (Gott sei Dank mache ich so viele Kurse, woher sollte ich die G´schichterln denn sonst nehmen) war von der gleich zu Beginn des Kurses hergestellten Whipped Shea sehr begeistert und meinte: „So, mehr brauche ich nicht zu wissen, diese Creme schaffe ja sogar ich". Sprach´s und ging!! ???

Das spricht doch eindeutig für Whipped Shea!!!

BADEÖL

Hier finden Sie wunderbare Rezepte für ganz einzigartige Badeöle. Diese Badeöle können Sie auch als Duschöle verwenden - also 2 in 1!!

Sie haben zwei Flüssig-Emulgatoren zur Auswahl. Fluidlecithin BE und Mulsifan HT.

Fluidlecithin BE ist die natürlichere Variante, eine zähe braune Flüssigkeit mit recht starkem Eigengeruch.

Bei Mulsifan HT - einem synthetischen Emulgator - haben Sie den Vorteil, dass er vollkommen geruch- und farblos ist und sich daher wunderbar für farbige Ölbäder eignet, die außerdem noch leicht schäumen. Sie haben die Wahl!

BADEÖL 2 in 1 mit Mulsifan HT schäumt!

82 g Distel- oder Erdnußöl
13 g Mulsifan HT

30-40 Tr. Parfumöl nach Wahl für ein Wannenbad
20-30 Tr. für Duschöl

reicht für 4 Wannenbäder oder 15 Duschgänge!

Zuerst das Pflanzenöl in eine Plastikflasche gießen, dann Mulsifan dazugeben und kräftig schütteln.

Je nach Verwendungszweck nun die passende Anzahl an Parfumöl-Tropfen.

2-3 Tropfen flüssige Lebensmittel-Farbe sorgt für bunte Ölbäder!

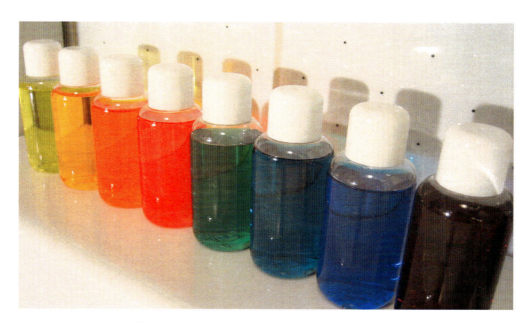

BADEÖL 2 in 1 mit Fluidlecithin BE
schäumt nicht!

82 g Distel- oder Erdnußöl
17 g Fluidlecithin BE

30-40 Tr. Parfumöl nach Wahl für ein Wannenbad
20-30 Tr. für Duschöl

reicht für 4 Wannenbäder oder 15 Duschgänge!

Zuerst das Pflanzenöl in eine Plastikflasche gießen, dann Fluidlecithin BE dazugeben und kräftig schütteln.

Je nach Verwendungszweck nun die passende Anzahl an Parfumöl-Tropfen.

Keine Angst vor Fluidlecithin BE, es riecht zwar auch in der Badeölflasche noch durch, aber der Duft verliert sich komplett in der Wanne und alles duftet nur mehr nach dem Parfum, das Sie ausgewählt haben - versprochen!

Kleine Anekdote

Eine meiner Kursteilnehmerinnen lies sich nicht davon abbringen, ihr Badeöl dunkelrot einzufärben, nein, nicht nur 2-3 Tropfen von der Lebensmittelfarbe, sondern gleich 20! Alle haben Sie eindringlich gewarnt davor, dass sich das Wasser zu stark verfärbt, bzw. die Haut gleich mit färbt.

*Am Abend packte sie alle Schätze, die sie im Kurs gerührt hatte aus und entschied sich für eben dieses Ölbad. Ihr Mann und die Kinder waren nicht daheim, also machte sie es sich im Badezimmer gemütlich. Kerzen am Wannenrand, leise getragene Musik, Licht abgedreht, so lag sie in ihrer Wanne, wo sie sofort einschlief.
 .... Ihr Mann kam heim........ sah seine Frau im tiefrotem Wasser liegen...... ließ einen Schrei los......worauf sie aufwachte und ebenfalls losbrüllte.....*

Nachdem schließlich klar war, dass dies kein Selbstmordversuch sein sollte, löste sich alles in allgemeiner Heiterkeit auf. Jaja, so was kann passieren, wenn man es mit der Farbe zu gut meint.

BADEPRALINEN

Diese leicht schmelzenden Badepralinen werden einfach während des Einlaufens des Wassers in die Wanne gegeben. 1-2 Stück reichen für ein cremiges Badevergnügen und samtweiche Haut. Die Badepralinen sollten unbedingt kühl gelagert werden, da sie leicht schmelzen.

Badepralinen
(herrlich nach Kakao duftend!)

80 g Kakaobutter
20 g Sheabutter o. Mangobutter
20 g Bio Kokosfett (duftend)
15 g Fluidlecithin BE
30 Tr. Parfumöl (ev. Schoko)

Ev. 1-2 TL Bitterkakao zum Färben

Alle Zutaten mit dem Kakaopulver ganz sanft mit wenig Hitze schmelzen, leicht überkühlen lassen und das Parfumöl dazugeben.

In kleine Eiswürfelförmchen füllen (am besten Silikon) und über Nacht in den Kühlschrank stellen.

Badepralinen mit Milch

70 g Kakaobutter
20 g Sheabutter
10 g Bio Kokosfett
5 g Fluidlecithin BE
15 g Milchpulver z.B. Schafmilchpulver oder Folgemilchpulver
30-40 Tr. Parfumöl

Ev. 1 Msp. Farbpigment öllöslich

Alle Zutaten ganz sanft mit wenig Hitze schmelzen, leicht überkühlen lassen und das Parfumöl dazugeben und das Milchpulver hineinstreuen. (Das Milchpulver löst sich erst vollkommen im Wannen-Wasser)

In kleine Eiswürfelförmchen füllen (am besten Silikon) und über Nacht in den Kühlschrank stellen.

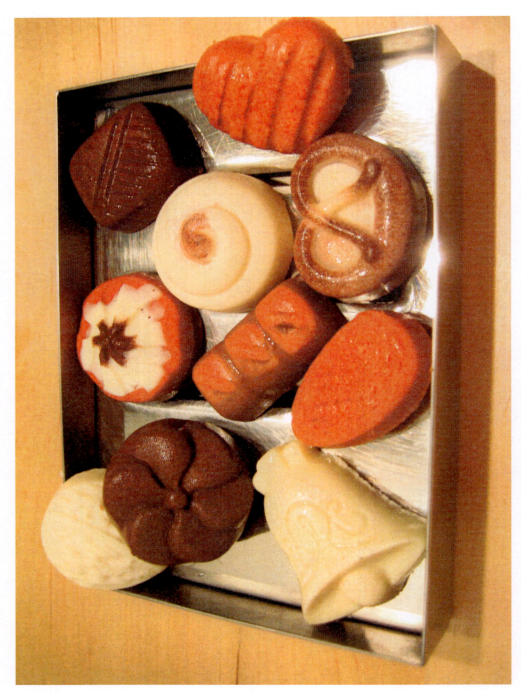

Badepralinen

BADESALZ

nichts leichter als das. Da können selbst Kinder schon mitarbeiten und haben gleich ein nettes Geschenk gemacht!

Sie brauchen große Schraubgläser oder Bügelgläser und ein wenig Geduld beim Einfüllen.

200 g grobes Meeressalz
5 g Parfumöl
Ev. getrocknete Rosenknospen, Ringelblumenblüten, Kräuter etc.

Flüssige Lebensmittelfarbe

In ein Schraubglas ein Viertel der Salzmenge einfüllen und ca. 20-30 Tropfen Parfumöl auf die erste Lage träufeln, dann 4-5 Tropfen Lebensmittelfarbe ebenfalls auf die erste Lage träufeln, dann wieder ☐ der Salzmenge, wiederum Parfumöl und Farbe dazugeben. Solange bis die ganze Salzmenge aufgebraucht ist.

Pro Lage können Sie auch die getrockneten Blüten einstreuen.

Dann das Glas verschließen und alles gut durchschütteln. Lassen Sie das Salz einige Tage „ziehen" damit sich die Farbe durch das Salz ziehen kann.

Ca. eine Hand voll in das Badewasser geben.

DUSCHGEL / BADESCHAUM

Da gibt es einige Möglichkeiten. Entweder Sie kaufen eine Seifengrundlage, meist ein Zuckerrübentensid oder Sie mischen sich eine Basis-Tensidmischung selber an. Dazu benötigen Sie Betain, eine dickflüssige gelbliche Flüssigkeit, die aus Kokosöl und Palmkernöl gewonnen wird und mit Wasser vermischt eine leichte „Flüssigseife" ergibt.

Mit dem folgenden Basistensid, können Sie sanfte Shampoos, Duschgele oder Badeschaum herstellen. Einfach ein gutes Parfumöl nach Wahl dazu und schon haben Sie eine milde Waschbasis für Haut & Haar. Mit Wirkstoffen können Sie es nun noch aufpeppen. Genaueres sehen Sie in den Rezepten.

Duschgel-Basistensid

50 g Betain
80-100g dest. Wasser
3 g Glycerin
1-2 Msp. Xanthan

Konservierung

10 Tropfen Paraben K
Keinen Alkohol verwenden!
Setzt die Schaumbildung herab.

Glycerin mit dem destillierten Wasser verrühren, Betain unterrühren. Solange mit einem Spatel rühren, bis es eine dickliche Masse ergibt. Sollte Ihnen das Basisgel zu dünn sein, geben Sie 1-2 Msp. Xanthan dazu und rühren Sie sofort um. Ein paar Minuten quellen lassen und nachprüfen, ob für Sie die Konsistenz passt.

Duschgel/Badeschaum für trockene Haut

Sehr mild und intensiv pflegend

120 g Basistensid oder
Zuckerrübentensid
10 g Avocadoöl

Wirkstoffphase

4 g Squalan
1 g D-Panthenol
1 g Fluidlecithin CM

Ev. 3 Tr. flüssige
Lebensmittelfarbe

30-40 Tr. Parfumöl für
Wannenbad
20-30 Tr. Parfumöl für
Duschgel

Ev. 1 Msp. Xanthan zum
Verdicken

Basistensid mit dem Öl und den Wirkstoffen in einer passenden Plastikflasche verschütteln, die Lebensmittelfarbe jetzt schon dazugeben, dann das Parfumöl und ev. noch eine Msp. Xanthan zum Verdicken verwenden. Alles gut miteinander verschütteln.

Duschgel/Badeschaum

für die ganze Familie

120 g Basistensid oder Zuckerrübentensid
10 g Mandelöl

Wirkstoffphase

4 g Squalan
1 g D-Panthenol

Ev. 3 Tr. flüssige Lebensmittelfarbe

30-40 Tr. Parfumöl für Wannenbad
20-30 Tr. Parfumöl für Duschgel

Ev. 1 Msp. Xanthan zum Verdicken

Basistensid mit dem Öl und den Wirkstoffen in einer passenden Plastikflasche verschütteln, die Lebensmittelfarbe jetzt schon dazugeben, dann das Parfumöl und ev. noch eine Msp. Xanthan zum Verdicken verwenden. Alles gut miteinander verschütteln.

Duschgel-Peeling

2 Msp Xanthan
10 ml dest. Wasser
2-3 Esslöffel Peelinggranulat
5 g Distelöl
15 Tropfen Parfumöl

90 g Basistensid oder
Zuckerrübentensid

10 Tr. Paraben K

Xanthan mit dem Wasser glatt rühren und sofort mit dem Duschgel vermengen. Gut durchrühren. Das Peelinggranulat dazugeben und ebenfalls gut vermengen. Dann das Parfumöl dazu, in eine Plastikflasche abfüllen und wegen der leicht verderblichen Peelinggranulate leicht konservieren.

SHAMPOO

Basis ist, wie auch bei den Duschgels eine Basis-Tensidmischung, entweder selber angerührt - siehe Grundrezept Basistensiol - oder eine bereits fertig gemischte Tensidmischung wie z.B. das Zuckerrübentensid (erhalten Sie bei Rohstoffhändlern).

Bereiten Sie sich Salz-Sole zu, indem Sie ca. 50 g Wasser mit vorerst 3 Tl Salz (Meeresalz, Tafelsalz oder Himalayasalz) vermischen. In ein Fläschchen abfüllen und immer wieder schütteln. Es sollte eine gesättigte Lösung erreicht werden (d.h. die Salzkristalle lösen sich nicht weiter auf).

Shampoo bei trockenem Haar

2 Msp Xanthan
1 Tl Sole
4 Tl Aloe Vera Wasser
1 Msp. Sorbit
10 Tr. Gurkenextrakt

5 g Squalan
4 g Fluidlecithin CM

10-25 Tr. Parfumöl

80 g Basistensid oder Zuckerrübentensid

Ev. 1 Msp. Guarmehl zum Verdicken

Geben Sie in eine Plastikflasche Sole, Wasser, Sorbit und Gurkenextrakt und schütteln Sie diese Mischung gut durch.

Dann Squalan und Fluidlecithin dazugeben, wieder verschütteln.

Jetzt das Parfumöl dazugeben und mit dem Basistensid bis knapp einen Finger unter den Flaschenrand auffüllen und sofort verschütteln.

Sollte die Mischung zu dünn sein (das bewirken sehr oft die Parfumöle!) dann noch 1 Msp. Guarmehl dazugeben und kräftig schütteln

Shampoo bei fettendem Haar

2 Tl Sole
5 Tl Hamameliswasser
1 Msp. Allantoin
20 Tr. Teebaumfluid

10-20 Tr. Parfumöl

80 g Basistensid oder Zuckerrübentensid

Geben Sie in eine Plastikflasche Sole, Wasser, Allantoin und das Teebaumfluid. Schütteln Sie diese Mischung gut durch.

Jetzt das Parfumöl dazugeben und mit dem Basistensid bis knapp einen Finger unter den Flaschenrand auffüllen und sofort verschütteln.

Sollte die Mischung zu dünn sein (das bewirken sehr oft die Parfumöle!) dann noch 1 Msp. Guarmehl dazugeben und kräftig schütteln.

Mildes Shampoo für alle Tage

2 Tl Sole
5 Tl Aloe Vera Wasser oder Neroliwasser
1 Msp. Sorbit

2 g Squalan
10-20 Tr. Parfumöl

80 g Basistensid oder Zuckerrübentensid

Geben Sie in eine Plastikflasche Sole, Wasser und Sorbit und schütteln Sie diese Mischung gut durch.

Dann Squalan dazugeben, wieder verschütteln.

Jetzt das Parfumöl dazugeben und mit dem Basistensid knapp einen Finger unter den Flaschenrand auffüllen und sofort verschütteln.

Sollte die Mischung zu dünn sein (das bewirken sehr oft die Parfumöle!) dann noch 1 Msp. Guarmehl dazugeben und kräftig schütteln.

WEITERE HAARPFLEGEPRODUKTE

Lockenauffrischungsspray

130 g dest. Wasser o. Hydrolat
10 g Glycerin
4 g Harnstoff
1 Msp. Sorbit
20 Tr. Squalan
20 Tr. Parfumöl
19 Tr. Paraben K

Alle Zutaten dieser Schüttellotion in einem Sprayfläschchen zusammenmixen.

Vor Gebrauch aufschütteln!

Haarwachs

Fettphase
8 g Lamecreme
7 g Ceralan
4 g Bienenwachs

Wasserphase

30 g Wasser
3 g Squalan
5-10 Tr. Parfumöl

Lamecreme, Ceralan und Bienenwachs in einem feuerfesten Becherglas schmelzen. Dest. Wasser ebenfalls erwärmen und in die flüssige Wachsmasse gießen, sofort mit dem Mixer verrühren und cremig aufschlagen. In die Masse 3 g Squalan unterrühren und beduften.

Haarglanz-Spray

8 g Squalan
60 g Aloe Vera Wasser
15 Tr. Glycerin
15 Tr. Kaffeebohnenextrakt
7 Tr. Paraben K

Alle Zutaten in einer Sprayflasche mischen.
Ins feuchte Haar sprayen und dann wie gewohnt stylen. Zum Auffrischen auch ins trockene Haar!

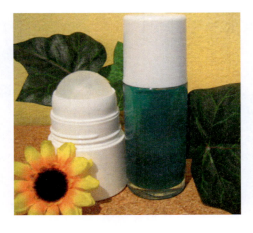

DEODORANT

Hier lernen Sie einen neuen Wirkstoff kennen - Farnesol. Es ist hautverträglich und wirkt gegen jene Bakterien, die für den Schweißgeruch verantwortlich sind. Da es öllöslich ist, schwimmt es oben auf, Sie müssen Ihr Deo also vor Gebrauch immer kräftig schütteln.

Sollten Sie sehr empfindliche Haut haben, dann lassen Sie das Parfumöl weg und ersetzen es gegen 6-7 Tropfen ätherisches Lavendelöl. Das beruhigt die Haut und duftet angenehm.

Deospray

5 g Farnesol
80 g Hamameliswasser
20 Tr. Parfumöl
8 Tr. Paraben K oder
4 g kosm. Basiswasser

Alle Rohstoffe miteinander verschütteln und in eine Sprayflasche abfüllen.

Vor Gebrauch schütteln.

Deospray bei sehr empfindlicher Haut

2 g Farnesol
50 g Aloe Vera Wasser
7 Tr. äth. Lavendelöl
Ohne Konservierung - kühl gelagert sollte es ca. 14 Tage halten!

Alle Rohstoffe miteinander verschütteln und in eine Sprayflasche abfüllen

Vor Gebrauch schütteln.

LIPPENPFLEGE

Diese wunderbaren Pflegestifte helfen, Ihre Lippen weich und geschmeidig zu erhalten. Sie müssen nur mehr 3-4 mal täglich aufgetragen werden, da sie lange anhalten und nicht austrocknen, wie manche Kaufprodukte!

Leere Stifthülsen zum Selberbefüllen, gibt es bei kosmetischen Rohstoffhändlern. Hülsen von gekauften Pflegestiften funktionieren leider nicht, da sie an der Unterseite meist Löcher haben und die Masse durchlaufen würde. Natürlich können Sie die Ergebnisse der Rezepte für die Pflegestifte auch in Döschen abfüllen.

Weiche Lippenpomade
reicht für 3 kleine Döschen

2 g Bienenwachs 13 g Rizinusöl oder Avocadoöl 3 Tr. Sanddornfruchtfleischöl ˝ Moccalöffelchen Honig	Bienenwachs und Öl miteinander verschmelzen und etwas kühler werden lassen, das Sanddornöl dazugeben und knapp bevor die Masse anzudicken beginnt den Honig dazugeben (sonst schwimmt er oben auf) und gut durchrühren. In Döschen abfüllen!

Schützender Pflegestift
für 2 Stifte

2 g Bienenwachs 9 g Rizinusöl oder Avocadoöl 4 g Kakaobutter	Alle Zutaten sanft miteinander verschmelzen und in Lippenpflegestifte eingießen.

Luxus-Pflegestift
für 2 Stifte

2 g Bienenwachs
3 g Kakaobutter
3 g Sheabutter
9 g Rizinusöl oder Macadamiaöl

ev. 3 Msp. Perlglanzpigment
3 Tr. Lebensmittelaroma

Bienenwachs, Kakaobutter und Öl sanft miteinander verschmelzen vom Herd nehmen und dann erst die Sheabutter dazugeben. Wenn alles geschmolzen und ein wenig überkühlt ist, Perlglanzpigment und Lebensmittelaroma dazugeben und in die Stifte abgießen.

Tipp

Probieren Sie die Konsistenz der Lippenpflege, indem Sie einen Tropfen der Masse auf einen kalten Löffel tropfen, erstarren lassen und darauf drücken. Ist die Konsistenz zu fest, geben Sie in Ihre Masse noch ein wenig Öl (ca. 2 g), ist die Konsistenz zu weich, geben Sie noch ein paar Blättchen Bienenwachs dazu und gießen erst dann ab!

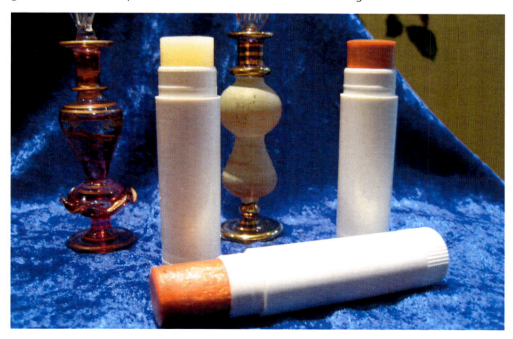

FUSSPFLEGE

Diese Fußcreme macht streichelzarte Füße, Harnstoff löst die Verhornungen, Hanföl sorgt für intensive Pflege und das ätherische Minzeöl kühlt angenehm.

Fußcreme mit Urea

Fettphase

4 g Emulsan
15 g Hanföl
5 g Sheabutter
2 g Cetylalkohol

Wasserphase

30 g Aloe Vera Wasser
4 g Harnstoff (Urea)

Wirkstoffphase

10 Tr. D-Panthenol
8 Tr. äth. Pfefferminzeöl

Konservierung

6 Tr. Paraben K oder
3 g kosm. Basiswasser

Alle Zutaten der Fettphase schmelzen.

Den Harnstoff mit dem Aloe Vera Wasser erwärmen bis er sich gelöst hat.

Wasserphase in die Fettphase geben und kräftig rühren.

In die handwarme Creme nun die Wirkstoffe und die Konservierung geben.

Tipp

Erhöhen Sie die Harnstoffmenge auf 7 g und Sie haben eine stärkere Hornhautlösungs-Wirkung!

Fuß-Deo
(Schüttellotion)

Wasserphase

3 g Farnesol (Deowirkstoff)
70 g Hamameliswasser
30 Tr. Salbeiextrakt
1 EL Talkum, Kaolin od. Tonerde
10 Tr. äth. Pfefferminze

Alle Zutaten in eine Sprayflasche geben und vor dem Verwenden kräftig aufschütteln!

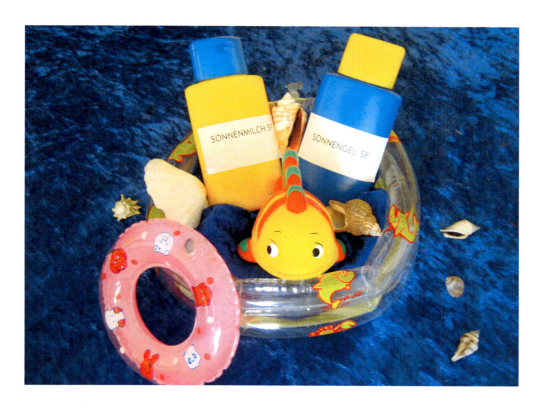

SONNENSCHUTZ

Die meisten der Sonnenschutzfilter sind chemisch. Aber uns Selbstrührer/innen steht eine absolut natürliche Variante zur Verfügung, um unsere Sonnenmilch herzustellen.

Wir verwenden SoFi-Tix Breitband. SoFi-Tix ist ein weißes Pulver, eine Mischung aus Titandioxid und Zinkoxid. Es ist ein wunderbarer UV-A und UV-B Filter. Damit erzeugen wir Sunblocker, d.h. die Haut bräunt nur leicht, bleibt aber gesund!

Der folgende Spray hat schon vielen Personen mit Tendenz zur Mallorca-Akne sehr gut geholfen. Bereits vor dem Sonnenbad damit einsprayen, dann wie gewohnt eincremen und zwischendurch immer wieder Spray auftragen. Auch als wirksamer After-Sun-Spray zu verwenden. Er kühlt, beruhigt, neutralisiert.

Anti-Sonnenallergie-Spray

90 g Aloe Vera Wasser
4 g D-Panthenol
5 g Meristemextrakt
15 Tr. Aloe Vera 10-fach
15 Tr. Vitamin E
ev. 5 g Parsun

Konservierung

10 Tr. Paraben K

Alle Zutaten in eine Flasche füllen und gut verschütteln.

Sunblocker - Sonnenmilch

Fettphase

10 g Jojobaöl
10 g Avocadoöl
10 g Sheabutter
8 g Tegomuls
8 g SoFi-Tix Breitband

Wasserphase

50 g Aloe Vera Wasser
50 g Neroli- od. dest. Wasser

Wirkstoffphase

10 Tr. D-Panthenol
5 Tr. Vitamin E
5 Tr. Vitamin A
10 Tr. Aloe Vera 10-fach
10 Tr. Gurkenextrakt

7-10 Tr. Parfumöl

Konservierung

15 Tr. Paraben K oder
7,5 g kosm. Basiswasser
(Weingeist)

Alle Rohstoffe der Fettphase erwärmen (im Becherglas oder im Schraubglas im Wasserbad) und schmelzen. SoFi-Tix dazugeben und gut verrühren, sodass die kleinen weißen Kügelchen des SoFi-Tix nicht mehr zu sehen sind.

Im anderen Becher- oder Schraubglas die Rohstoffe der Wasserphase erwärmen und unter ständigem Rühren in die warme Fettphase geben und ca. 1 Minute kräftig mixen.

Danach so warm wie möglich in die Lotionflasche gießen und in ein kaltes Wasserbad stellen.

In die handwarme Lotion nun die Parfumöle und die Konservierung geben und kräftig durchschütteln.

BABYPFLEGE

Bei der Babypflege sollten Sie besonders auf sanfte milde und reizarme Zutaten achten. Ein neuer Wirkstoff erwartet Sie: Bisabolol - das ist der Hauptwirkstoff der Kamille, entzündungshemmend, beruhigend, regenerierend, öllöslich ohne allergene Wirkung!

Baby-Ölgel

Fettphase

50 g Mandelöl
35 g Hanföl
10 g Sheabutter
2 g Ceralan
ev. 5 Tr. Parfumöl
ev. 7 Tr. Bisabolol

Die Öle und Ceralan sanft miteinander verschmelzen lassen, vom Herd nehmen und dann in die Restwärme die Sheabutter geben. Verrühren bis auch die Sheabutter sich aufgelöst hat. Bisabolol darunter rühren und in ein weiches Plastikfläschchen füllen.

Wohltuend für jeden Baby-Po, entzündungshemmend und heilend für den wunden Po. Die Mütter können es gleich als sanftes Abschminköl verwenden - ein richtiges Mutter & Kind - Ölgel.

Baby-Creme

Fettphase

10 g Mandelöl
10 g Jojobaöl
3 g Lamecreme

Wasserphase

25 g Aloe Vera Wasser

Alle Rohstoffe der Fettphase erwärmen (im Becherglas oder im Schraubglas im Wasserbad) und schmelzen.

Wirkstoffphase

5 Tr. D-Panthenol
5 Tr. Bisabolol
ev. 3 Tr. Parfumöl

in Tubenflasche abfüllen!
Bewusst ohne Konservierung!
Daher kühl aufbewahren!

Im anderen Becher- oder Schraubglas die Rohstoffe der Wasserphase erwärmen und unter ständigem Rühren in die warme Fettphase geben und ca. 1 Minute kräftig mixen. Ins kalte Wasserbad stellen und weiterrühren.

In die handwarme Creme nun die Wirkstoffe einzeln unterrühren.

Baby-Ölbad „Gute Nacht"

85 g Distelöl
12 g Fluidlecithin BE
20 Tr. äth. Lavendelöl

Alle Zutaten in eine Plastikflasche füllen und gut durchschütteln.

1-2 Teelöffel pro Bad genügen!

Lavendel wirkt sehr beruhigend, aber auch entzündungshemmend. Daher ist es besonders als Abend-Ölbad geeignet. Es hinterlässt einen wunderbar pflegenden Film auf Babys Haut und schenkt Ruhe und gute Träume.

Mit diesen guten Träumen endet nun der Rezeptteil.

Ich könnte Ihnen ja noch stundenlang Rezepte aufschreiben, es gibt einfach so viele tolle Möglichkeiten, aber dies soll ja ein Einsteigerbuch werden. Daher ende ich hier nun offiziell, zumindest was meine Rezepte betrifft und lasse Sie bzw. andere Rührerinnen zur Sache kommen.

Eines fehlt aber noch, nämlich die Möglichkeit selber Rezepte zu gestalten.

REZEPTE SELBER GESTALTEN

Gut, Sie haben genug nach Rezeptvorgabe gerührt und möchten endlich mal eine eigene Creme oder Lotion herstellen. Gerne gebe ich Ihnen Anhaltspunkte und Basisrezepte, die Sie nach eigenen Vorstellungen abändern können!

Kombinieren Sie bitte den Emulgator Tegomuls nie mit Aloe Vera Wasser!! Tegomuls mag es nicht sauer, Aloe Vera ist sauer und die Creme würde "ausflocken" (sich trennen).

Leichte Creme

Fettphase

3-4 g Emulgator (bei Tegomuls nur 3 Gramm)
14 g Öl nach Hauttyp für eine leichte Creme

Wasserphase

25 g Flüssigkeit für eine festere Creme
30 g Flüssigkeit für eine softere Creme

Wirkstoffphase nach Wahl

Konservierung

Zählen Sie nun die gesamte Gramm-Anzahl zusammen (also Emulgator, Öle, Flüssigkeiten). 1-2 Tr. Paraben K auf 10 Gramm fertige Creme, d.h. bei 50 g Creme 5-10 Tropfen!

Oder 5 % der verwendeten Wassermenge ausrechnen und diesen Anteil an kosmetischem Basiswasser zur Konservierung in die fertige Creme geben!!!! D.h. bei 30 g Wasserphase sind 5 % 1,5 g. Wir geben also 1,5 g kosmetisches Basiswasser in die fertige Creme!

Gehaltvolle Creme

Fettphase

3-4 g Emulgator
12 g Öl nach Hauttyp
6 g festes Fett wie z.B. Kakaobutter, Babassuöl, Mangobutter oder Sheabutter (immer in die Restwärme!)

Wasserphase

25 g Flüssigkeit für eine festere Creme
30 g Flüssigkeit für eine softere Creme

Wirkstoffphase nach Wahl

Konservierung

Zählen Sie nun die gesamte Gramm-Anzahl zusammen (also Emulgator, Öle, Flüssigkeiten). 1-2 Tr. Paraben K auf 10 Gramm fertige Creme, d.h. bei 50 g Creme 5-10 Tropfen!

Oder 5 % der verwendeten Wassermenge ausrechnen und diesen Anteil an kosmetischem Basiswasser zur Konservierung in die fertige Creme geben!!!! D.h. bei 30 g Wasserphase sind 5 % 1,5 g. Wir geben also 1,5 g kosmetisches Basiswasser in die fertige Creme!

Bodylotion

Fettphase

6-8 g Emulgator (6 für dünnflüssig, 8 für festere Konsistenz)
20 g Öl oder 14 g Öl und 6 g festes Fett
1 Msp Xanthan (für das bessere Auftragegefühl - "gleitet")

Wasserphase

150 g Flüssigkeit nach Wahl

Wirkstoffphase

10-15 Tr. Squalan (nimmt Lotion das "weißeln" beim Auftragen)
Rest nach Wahl

Konservierung

Zählen Sie nun die gesamte Gramm-Anzahl zusammen (also Emulgator, Öle, Flüssigkeiten). 1-2 Tr. Paraben K auf 10 Gramm fertige Creme, d.h. bei ca.180 g Lotion 18-36 Tropfen!

Oder 5 % der verwendeten Wassermenge ausrechnen und diesen Anteil an kosmetischem Basiswasser zur Konservierung in die fertige Creme geben!!!! D.h. bei 180 g Wasserphase sind 5 % 9 g. Wir geben also 9 g kosmetisches Basiswasser in die fertige Creme!

So, ich denke, damit sind Sie fit für eigene Kreationen. Wenn Sie einen Anhaltspunkt für die Auswahl der Rohstoffe haben wollen, dann sehen Sie sich die Tabellen auf Seite 121 an. Hier können Sie für Ihren Hauttyp die passenden Rohstoffe aussuchen.

REZEPTE FÜR SIE von PROFIS

Durch dieses wundervolle Hobby habe ich Rührerinnen aus aller Welt kennen gelernt, nun wollen wir nicht übertreiben, also im deutschsprachigen Raum. Wir „treffen" uns in den diversen Beautyforen im Internet (siehe Literaturhinweise & Adressen) lernen voneinander immer weiter und haben Freundschaft geschlossen, Sie sollten die „Mädls" unbedingt mal kennen lernen!

Ein paar von Ihnen haben ihre Rezepte für Sie zur Verfügung gestellt, da sie, so wie ich, einen fast „missionarischen" Drang haben Sie von diesem Hobby zu überzeugen und zu begeistern.

Ganz bewusst habe ich kaum Beschränkungen vorgegeben, denn gerade neue Roh- und Wirkstoffe machen diese Rezepte interessant und hoffentlich Lust auf mehr…. Die Basis habe ich Ihnen mit diesem Buch geliefert, das „Krönchen" folgt jetzt!

Renate, „Sonnenkind" Wien 2007 — Gesichtsfluid

Ich war im Sommer auf der Suche nach einer leichteren Pflege, als im Winter, also eher ein Fluid als eine Creme. Ich habe dann mein Standard-Creme-Rezept abgewandelt und folgendes Fluid für den Pumpspender kreiert:

4,5 g Traubenkernöl nativ
1,5 g Avocadobutter
0,8 g Tegomuls
0,6 g Lamecreme
0,5 g Walratersatz
0,2 g Cetylalkohol
26 g Rosenwasser

Wirkstoffe, Duft und Konservierung nach Wahl (ich nehme
Vit E, d-Panthenol, Hyaluronsäure, Alkohol; extra Duft nehme ich im Gesicht nicht, das Rosenwasser reicht)

Nach erfolgreicher Testphase habe ich 1,5 g Hauttonpigment hinein gemischt, dadurch habe ich einerseits ein getöntes Fluid, andererseits glänzt dann gar nichts mehr.

Das Öl und die Butter können natürlich nach Geschmack ausgetauscht werden. Die Emulgatoren und Konsistenzgeber habe ich gewählt, weil sie allzu starkes Glänzen verhindern (zusammen mit dem Pigment geradezu perfekt).

Die Hydrolatmenge kann nach Lust und Laune (z.B. im Winter nehme ich 22 g) reduziert werden, dann wird das Ergebnis reichhaltiger und cremiger.

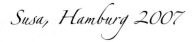

Handcreme

Da ich immer unter sehr trockenen Händen leide, möchte ich Ihnen mein Handcreme-Rezept vorstellen. Manchmal creme ich die Hände ein und ziehe über Nacht dünne Handschuhe an, dann wirkt es noch besser ;-). Diese Creme steht im Badezimmer und wird von allen Familienmitgliedern ständig benutzt. Wegen der Kinder habe ich den süßen Duft „Wildkirsche" verwendet, dann cremen sie viel lieber.

7 g Emulsan
10 g Hanföl
10 g Avocadoöl
10 g Sheabutter

40 g Lavendelwasser

15 Tr. Parfumöl Wildkirsche
8 Tropfen Konservierung (ich nehme Paraben, denn in meinem Töpfchen sind eindeutig viel zu viele kleine Hände drinnen!)

Emulsan vorerst nur mit Hanf- und Avocadoöl schmelzen. In die Restwärme klein geschnittene Sheabutter geben, schmelzen lassen und mixen. In die Fettmasse jetzt das erwärmte Hydrolat dazurühren.

Ich rühre sie solange, bis sie handwarm heruntergekühlt ist und gebe dann den Duft dazu. Toll ist auch ätherisches Zitronenöl, das macht ganz weiche Haut!

Viel Spaß beim Nachmachen und Mut, selber rühren ist gar nicht schwer!

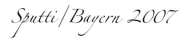

Sputtis Lieblingscreme

5g Avocadoöl
2g Jojoba
5g Mandel
2g Emulsan
1g Tegomuls
1-3g Sheabutter - je nach Jahreszeit, im Winter deutlich mehr, im Sommer weniger

33g Wasser (30-35 g je nach Jahreszeit)
1ML Harnstoff (kleiner ML= ca. 1 g)
1kleiner ML Elastin Pulver
1g D-Panthenol

Ergebnis ist eine sehr schöne, reichhaltige Creme die sich gut auf der Haut anfühlt und auch gut einzieht.
Evt. noch ein paar Tropfen Squalan Öl

Zubereitung:
Öle schmelzen, währenddessen oder vorher schon Wasser abkochen, abmessen. Wenn die Öle und die Emulgatoren geschmolzen sind, das Glas vom Herd nehmen, bzw. aus dem Wasserbad, dann erst die Shea dazu und aufschmelzen lassen. Wasser hinzu, rühren oder mit dem Pürierstab aufshaken und umfüllen.

Die Wirkstoffe gebe ich dazu, wenn die Creme handwarm ist.

Sie kann bedenkenlos eingefroren werden. Manchmal- je nachdem, welche Öle man nimmt - kann sie noch etwas flüssig sein, sie dickt aber nach. Das ist eine Eigenart von Emulsan-Cremen.

Ich mache die Creme je nach dem, was ich zu Hause habe, auch mal ohne jegliche Wirkstoffe.
Alternativ kann man auch etwas „Quitten-Kern-Schleim" mit rein geben, ich mach so 10ml und rechne es mit in die 33g ein.

Konservierung nach Wunsch, mit Alkohol, wobei man 5% auf die Wasserphase rechnet.

Viele machen die Creme in dieser Variante, sie ist gut verträglich, und kombiniert die Leichtigkeit des Tegomuls mit der Reichhaltigkeit des Emulsans.

Viel Freude beim Nachmachen!

Gabi K. Wien 2007

ES WAR EINMAL IM JAHR 2004
WO ICH REGELRECHT BEKAM DIE GIER

MEINE KOSMETIKA SELBST ZU MACHEN
DABEI AUCH SPASS ZU HABEN UND ZU LACHEN

AUF DER LA DONNA PETRA´S VORTRAG ANGEHÖRT; MEI !
ICH WUSST´ SOFORT BEIM CREMERÜHRKURS BIN ICH DABEI !

DA FAND MEINE 2. KARRIERE DEN BEGINN
JEDES EINZELNE SEMINAR WAR FÜR MICH EIN GEWINN

EIN GROSSER DANK AN PETRA IST JETZT ANGEBRACHT
DURCH VERMITTLUNG IHRES WISSEN UND MOTIVATION, HAB ICH IMMER WEITER GEMACHT

UND! BEI IHR EINZUKAUFEN ICH MICH JEDES MAL FREUE
ES GIBT IMMER TIPPS + TRICKS AUF´S NEUE !

NUN IST ES ENDLICH SO WEIT
AUCH ICH HAB EIN REZEPT FÜR EUCH BEREIT

HABE MEINE **WEHWEHCREME** AUSGEWÄHLT
DIE IHR, JE NACH WEHWECHEN ABÄNDERN KÖNNT

MEINE LANGJÄHRIGE ERFAHRUNG HAT GEZEIGT
SIE STEHT IMMER GUT BEREIT

WÜNSCHE EUCH VIEL SPASS BEIM AUSPROBIEREN
UND VIEL ERFOLG BEIM CREMEN RÜHREN !

ALLES LIEBE

Wehwehcreme

ergibt 50 g Gesamtmenge

4 g Lamee
2 g Walratersatz
12 g Nachtkerzenöl

30 g dest. Wasser mit Sanikelextrakt

5 Tropfen Konservierer

Als Wirkstoffe nehme ich
bei allgem. Wehwechen … 1 Spritzer Rescue Tropfen, somit habe ich eine einfache Bachblütencreme

bei Schuppenflechte… je 1 Tropfen von: Cistrose, Neroli, Lavendel, Karottensamen, Bergamotte, Benzoe

bei Neurodermitis… je 1 Tropfen von : Teebaumölfluid, Cistrose, Lavendel, Bergamotte, Kamille Blau, Narde, Elemi

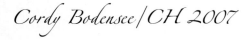

Cordy Bodensee/CH 2007

Hy-Gel

Hallo liebe neue Rührer/innen,

Petzi hat mich gebeten ein Rezept aus meiner Sammlung zur Verfügung zu stellen - es darf allerdings nicht zu exotische Rohstoffe enthalten. Ok, das schaffe ich noch ;-)

Mein Spezial-Hygel

1 Msp. Hyaluronsäure (Pulver)
1 Msp. Xanthan
1 Msp. Sorbit
1 Msp. Urea

20 Tr. kosm. Basiswasser
20 g Nerolihydrolat

4 g Traubenkernöl nativ (merken Sie's, ich bin über 30 ;-)
2 g Fludilecithin super

10 Tr. Calendulaextrakt
10 Tr. Aloe Vera zehnfach
10 Tr. D-Panthenol
4 Tr. Vahine-Parfumöl (Sie können aber auch ein anderes nehmen)

Die 4 Messerspitzen Pülver ;-) in ein kleines Becherglas geben und mit dem kosmetischen Basiswasser beträufeln.1 Minute warten und das Neroliwasser mit dem Mixer darunter rühren. Lassen Sie das Ganze 15 Minuten stehen, dann sollte das Gel klar und dickflüssig sein. In das Gel nun Fluidlecithin, Traubenkernöl und D-Panthenol vermischen. Die Extrakte und Aloe Vera dazu, beduften und konservieren.

Dieses Gel ist einfach die pure Feuchtigkeit, es ist leicht, zieht toll weg und Hyaluron hilft scheinbar die Fältchen über 30 auszubügeln. Und der Geruch.... Ich verwende es im Winter unter meiner Tagescreme und im Sommer wenn es sehr heiß ist, statt einer Creme.

War das jetzt zu fortgeschritten? ;-)

Liebe Grüße
Cordy

Anmerkung:

JEIN, liebe Cordy, aber du hast ja recht, Hyaluronsäure ist so ein toller Stoff, wir sollten es auch Anfängern nicht vorenthalten!

Körpereigene Hyaluronsäure ist ein wichtiger Bestandteil der Lederhaut. Wir kaufen und verwenden es in Pulverform. In Verbindung mit Flüssigkeiten ergibt sich rasch ein Gel, das hilft, die Geschmeidigkeit, Elastizität und Hautfeuchte zu erhalten. Also für alle über 25+ !

Renate D. „Deimeline" Wien 2007

Einfache Nachtcreme

Mein Weg…..zur Selberrührerin

Begonnen hat alles auf der „La Donna" einer „Wiener Messe für die Frau" im September 2005. Ich, als Seifenliebhaberin, war begeistert über den Stand der „Kosmetikmacherei", an dem Kurse zum Seifensieden angeboten wurden. Bis dahin wusste ich nicht, dass man das selber machen kann. Nachdem ich dann einen Kurs besucht hatte, war ich von diesem Hobby so begeistert, dass ich nach Informationen im Internet gesucht habe. So landete ich in diversen Foren, wo ich mich über meine neue Leidenschaft unter Gleichgesinnten austauschen konnte.

Es kam, wie es kommen musste, angeregt durch die Unterhaltungen dort, begann ich mich für die Inhaltsstoffe von Kosmetik generell zu interessieren. Ich hatte nie Hautprobleme, aber der Reiz des Selbermachens war sehr groß. Durch das Seifensieden hatte ich ja schon sehr schöne Öle griffbreit, und so brauchte ich fürs Erste nur noch einen Emulgator und schon konnte ich loslegen. Mein erstes Cremchen war eine Avocado- Shea Creme, die ich im Laufe der Zeit noch ein bisschen umgebaut habe und daraus ist folgendes Rezept entstanden:

Einfache Nachtcreme

Fettphase:

- 3g   Jojobaöl
- 4g   Avocadoöl grün
- 3g   Tegomuls
- 4g   Sheabutter

Wasserphase:

36g   Hydrolat oder dest. Wasser (ich nehme meistens Orangenblüte)
Wirkstoffe und Konservierung:
2g   Arganöl

1g	D-Panthenol
4g	Tinktur (selbst angesetzt mit 38%igem Wodka, Salbei oder Petersilie) oder 2g Weingeist (96%)

Fettphase (außer Sheabutter) und Wasserphase getrennt erwärmen, bis es klar geschmolzen ist und kleine Luftbläschen aufsteigen. Die Sheabutter erst zugeben, wenn man die Fettphase vom Herd nimmt, sonst kann es Griesel geben.

Die Wasserphase unter ständigem Rühren in die Fettphase gießen Rühren, bis die Creme handwarm ist (ich rühre meistens von Hand) Und dann die Wirkstoffe und die Konservierung dazu.

Ich fülle die Masse dann in 2 kleine Dosen, eine davon wandert in den Tiefkühler und kann bei Bedarf aufgetaut werden. Falls die Konsistenz nicht so schön ist, einmal mit einem sauberen Löffel kräftig umrühren und schon ist sie gebrauchsfertig.

Das Rezept ergibt eine schöne stabile Creme, die meine Haut sehr gerne mag. Für mich eher reichhaltig, daher verwende ich sie am Abend! Natürlich kann man auch noch jede Menge Wirkstoffe hineinpacken, aber ich mag es lieber puristisch.

Ich hätte nie gedacht, dass das Rühren einer Creme so einfach geht. Natürlich muss man sich einlesen und damit beschäftigen, aber vieles habe ich während der Entstehung entdeckt und der Kreativität sind keine Grenzen gesetzt. Das Wichtigste sind Sauberkeit und immer schön mitschreiben, wenn ein Rezept verändert wird ;-) ich glaubte immer: Ach, das merk ich mir, und beim nächsten Mal hatte ich keinen Schimmer, was ich da noch tolles mit drin hatte.

Mittlerweile mache ich fast meine gesamte Körperpflege selbst, nur einige wenige Ausnahmen werden gekauft. Es ist ein wunderschönes kreatives Hobby, ich habe bereits viele Gleichgesinnte kennen gelernt und neue Freundschaften geschlossen. Und es zieht immer größere Kreise, inzwischen ist auch der Garten meiner Mutter vor mir nicht mehr sicher. Da werden Ringelblumen erbarmungslos geköpft und eingelegt, Petersilie gerupft um damit Seife zu färben und vieles mehr.............

Marianne D. Wien 2007

„Macrema"
Creme für jeden Hauttyp und Shampoo

Liebe Einsteiger, liebe Rührbegeisterte,

mein Name ist Marianne und ich bin wirklich begeisterte Selbstrührerin. Schon immer hatte ich ein besonderes Körperbewusstsein, ernährte mich und meine Kinder sehr gesund, machte Sport und verwendete nur Naturkosmetik.

Als ich vor ca. 7 Jahren Petra kennen lernte, eröffnete sie mir eine ganz andere Welt des Bewusstseins - das „Selberrühren". Schnell habe ich mich in der Welt der natürlichen Pflege zurechtgefunden und immer neue Rezepte ausprobiert. Klar gab es auch wieder Rückschläge, aber mein Ehrgeiz war geweckt!

Heute kann ich von mir sagen, sehr sicher mit Rührstab und Messglas umgehen zu können. Viele Leute haben meine Rezepte schon probiert oder holen sich Rat. Wie auch immer - genug von mir.

Ich möchte Ihnen gerne zwei meiner persönlichen Favoriten zur Verfügung stellen und hoffe, dass Sie beim Nachrühren viel Freude haben werden.

Meine ganz persönliche Creme für jeden Hauttyp:

„Macrema"

Fettphase:
- 18 g Sheabutter
- 2 g Tegomuls
- 2 g Emulsan
- 2 g Fluidlecithin super
- 1 g Cetylalkohol

Wasserphase:
- 40 g dest. Wasser o. ein beliebiges Hydrolat
- 2 g Harnstoff

Wirkstoffphase:
    2 g Lösungsvermittler
  10 Tr. D-Panthenol
  15 Tr. Squalan
  10 Tr. Vit. ACE-Fluid
  10 Tr. Paraben K

Diese Creme wird besonders schön, wenn Sie sie mit dem Mixer auf höchster Stufe (hoher Drehmoment) arbeiten. Dadurch wird sie ganz „dicht" und feinporig! Nach der Beigabe der Wirkstoffe noch einmal kräftig durchmixen.

Als zweites Rezept möchte ich Ihnen ein wirklich gutes Shampoo-Rezept geben. Es ist sehr einfach und Sie brauchen es nur kalt rühren! Trauen Sie sich nur!

Mildes Shampoo für große und kleine Köpfe

Stellen Sie 100 ml Shampoobasis her oder verwenden Sie eine gute gekaufte Shampoogrundlage!

1.Schritt:
    1 Msp. Haarguar (pulvrig)
    1 Msp. Elastin (pulvrig)

In ein Becherglas geben und mit 20 g dest. Wasser zu einem Gel verrühren. In dieses Gel geben Sie

2. Schritt:
    10 Tr. Keratin (flüssig)
    4 g Haarsoft (flüssig)
    10 Tr. Pro Vit F (flüssig)
    30 Tr. Schwedenbitter/Schwedenkräuter
    3 g. D-Panthenol
    15 Tr. Paraben K

Wenn Sie das alles gut vermischt haben, verrühren Sie es mit den 100 ml Shampoogrundlage.

Da milde Shampoogrundlagen dazu neigen, sehr flüssig zu werden, geben Sie Kermoderm (Teelöffelweise) oder Salzsole dazu, um es einzudicken.

Hübsch sieht es aus, wenn Sie Ihr Shampoo mit 2-3 Tropfen Lebensmittelfarbe einfärben und mit einem guten Parfumöl krönen.

Viel Spaß beim „Nachbauen" wünscht Ihnen
Marianne D. Wien 2007

ROHSTOFFLISTEN
für die einzelnen Hauttypen

Wenn Sie Ihr eigenes Rezept gestalten wollen, helfen Ihnen diese Tabellen weiter, die richtigen Zutaten auszusuchen. So kann nichts mehr schief gehen ;-) und Sie können immer rasch nachschlagen.

Rohstoffe für trockene Haut

Öle	Flüssigkeiten	Wirkstoffe
Avocadoöl	Aloe Vera Wasser	Allantoin
Babassuöl	Lavendelwasser	Aloe Vera 10-fach
Erdnussöl	Neroliwasser	Harnstoff
Hanföl	Rosenwasser	Honig
Jojobaöl		Vitamin A
Kokosöl Virgin		Vitamin E
Macadamianussöl		D-Panthenol
Mandelöl		Gurkenextrakt
Sheabutter		Squalan
Weizenkeimöl		Glycerin

Rohstoffe für fettende- und Mischhaut

Öle	Flüssigkeiten	Wirkstoffe
Babassuöl	Aloe Vera Wasser	Harnstoff
Distelöl	Hamameliswasser	Aloe Vera 10-fach
Fleischöl (Akne)	Lavendelwasser	Urea
Hagebutte-/Wildrosenöl	Neroliwasser	Teebaumfluid
Hanföl		Äth. Lavendelöl
Jojobaöl		D-Panthenol
Sanddornfrucht-		Vitamin E
Traubenkernöl		

Rohstoffe für reife Haut

Öle	Flüssigkeiten	Wirkstoffe
Avocadoöl	Aloe Vera Wasser	Allantoin
Hagebutte/-	Lavendelwasser	Sorbit
Jojobaöl	Neroliwasser	Aloe Vera 10-fach
Kakaobutter	Rosenwasser	Harnstoff
Kokosöl		Honig
Sanddornfrucht-		D-Panthenol
fleischöl		Vitamin A
Sheabutter		Vitamin E
Traubenkernöl		Gurkenextrakt
Weizenkeimöl		Fibrostimulin
Wildrosenöl		Squalan
		Glycerin

Rohstoffe für normale und junge Haut

Öle	Flüssigkeiten	Wirkstoffe
Mandelöl	Aloe Vera Wasser	Aloe Vera 10-fach
Traubenkernöl	Lavendelwasser	Allantoin
Sheabutter	Neroliwasser	Sorbit
Kokos Virgin	Rosenwasser	D-Panthenol
Kakaobutter		Vitamin A
Jojobaöl		Vitamin E
		Gurkenextrakt
		Teebaumfluid
		Squalan

NEUE WEGE DER HERSTELLUNG

Kosmetik selber machen ist ein sehr hingebungsvolles ja fast sinnliches Hobby. Da will man sich gerne Zeit nehmen. Aber manchmal muss es einfach schnell gehen, weil man rasch ein individuelles Geschenk braucht oder weil ein Produkt überraschend ausgegangen ist.

Natürlich geht es auch schneller - wenn es sein muss - und hier gebe ich Ihnen gerne die Tipps und Tricks weiter. Übrigens, viele der Tipps stammen von befreundeten Rührer/innen, die Ihnen ihre Rezepte im Kapitel „Rezepte für Sie von Profis" zur Verfügung gestellt haben.

Erwärmen und schmelzen in der Mikrowelle

Ja, natürlich können Sie die Öle und festen Fette auch in der Mikrowelle schmelzen. Das Problem dabei ist nur, dass man die Temperatur schwer regeln kann, die Öle dann eventuell zu heiß werden und an Wirkung verlieren. Aber wenn's schnell gehen soll....

Rühren mit dem Pürierstab

Auch das funktioniert gut, allerdings benötigen Sie dafür viel Masse. Durch die hohe Umdrehung werden Cremen sehr gut vermengt und haben eine einzigartige Konsistenz. Ich verwende ihn gerne, wenn ich große Mengen an Bodylotion mache.

Rühren mit Multimixgeräten

Das habe ich schon ein paar Mal in Ermangelung eines Handmixers im Sommerhäuschen gemacht. Ich war von der sahnigen Konsistenz der Creme sehr überrascht. Die Emulgatoren, Wachse und Öle in den Mixbecher, dann direkt in die Mikrowelle stellen, schmelzen lassen und das ebenfalls erwärmte Wasser dazu. Becher mit dem Mixaufsatz verschließen und in das Gerät drehen. 30 Sekunden laufen lassen, kurz abdrehen und nochmals 20 Sekunden laufen lassen.

Bodylotions im Schraubglas

Besonders flott und unkompliziert funktioniert das Herstellen von Bodylotion im Schraubglas. Alle Zutaten der Fettphase in ein Schraubglas geben und schmelzen lassen, erwärmte Flüssigkeit in das Schraubglas mit der Fettphase geben und gut verschließen.

Das Glas mit einem Küchenhandtuch gut umwickeln und nun vorsichtig anschütteln. Sie sollten nun ein kurzen „Pfft" hören, da entweicht überschüssige Luft aus dem Glas. Nun können Sie kräftig schütteln, ins kalte Wasserbad stellen und immer wieder herausnehmen und schütteln.

Mit dieser Methode lassen sich auch Cremen herstellen, viele Rührer/innen schwören darauf und verwenden nichts anderes als ihre Schraubgläser - auch für die Cremenherstellung.

WAS TUN, WENN...

Warum trennt sich in meinem Tiegel Öl und Wasser?

Da gibt es einige Gründe, aber prinzipiell meine ich, wenn sich Wasser oder Öl absetzt, dann ist zuwenig Emulgator genommen worden oder - ist ja logisch - zuviel Wasser.

Zu wenig Emulgator:

Wenn Sie im Nachhinein ahnen, zuwenig Emulgator abgewogen zu haben, dann gibt es die Möglichkeit den Tiegelinhalt nochmals in ein Becherglas zu geben und nochmals zu erwärmen (aber nicht zu heiß werden lassen, ca. 50 - 60 Grad). Die Phasen trennen sich dann wieder. Öl schwimmt obenauf und nun geben Sie die fehlende Menge Emulgator, meist genügen 1-2 Gramm, dazu und lassen es unter Rühren mitschmelzen!

Durch die Erwärmung leiden zwar die Wirkstoffe, die können Sie später aber wieder in kleineren Mengen zusetzen.

Wenn der Emulgator geschmolzen ist, vom Herd nehmen und wieder aufmixen! Rühren Sie diesmal die Creme aber solange, bis sie handwarm ist, ohne sie in ein kaltes Wasserbad zu stellen. So, nun sollte es geklappt haben und es steht eine kompakte Creme vor Ihnen.

Falsche Kombination der Emulgatoren und der Flüssigkeiten:

Erinnern Sie sich noch, dass ich Ihnen erzählt habe, dass Tegomuls ein wenig „zickig" ist??? Für mich einer der tollsten Emulgatoren, aber man muss ihn zu nehmen wissen!

Haben Sie vielleicht Tegomuls mit Aloe Vera Wasser kombiniert? Das ist ihm zu sauer!

Wie auch Harnstoff, Salzsole oder Zitronensaft nicht unbedingt die Favoriten von Tegomuls sind! Wenn ja, dann wissen Sie jetzt, warum es sich trennt. Tegomuls mag es nicht PH-sauer.

In Kombination mit anderen Emulgatoren wie Lamecreme oder Emulsan legt sich dieses Verhalten allerdings und Sie müssen nicht so aufpassen.

Warum riecht meine Creme „sauer"?

Viele Rohstoffe haben einen Eigengeruch, der dann auf der warmen Haut erst so richtig herauskommt. Bedenken Sie, wenn Sie eigene Kreationen machen, ob Öle stark riechen. Zum Beispiel: Wenn Sie eine Creme aus grünem Avocadoöl, Weizenkeimöl, und Aloe Vera Wasser rühren, haben Sie 3 wundervolle hochwirksame „Stinkbomben" in Ihrer Creme. Gemeinsam sorgen Sie für einen säuerlichen Geruch, den Sie natürlich beim Auftragen wahrnehmen.

Also: Auf die Kombination achten, wenn Sie „geruchsempfindlich" sind!

Warum ist meine Creme „grieselig"?

Haben Sie vielleicht Sheabutter verwendet? Ja? Bei Sheabutter muss man aufpassen, dass sie nicht zu heiß wird. Über ca. 45 Grad erwärmt, bilden sich in der dann erkalteten Creme kleine grieselige Kügelchen, die zwar mit der Hautwärme sofort schmelzen, aber es sieht nicht gut aus und fühlt sich nicht gut an.

Da hilft nur, beim nächsten Mal alle Zutaten der Fettphase außer Sheabutter schmelzen, vom Herd nehmen und in die Restwärme die klein geschnittene Sheabutter geben und mitschmelzen. Wie gewohnt nun weiterarbeiten (Wasserphase dazu, etc.)

Warum ist meine Creme dünnflüssig?

Wenn Ihre Creme frisch gerührt ist, kann es sein, dass die Konsistenz-Geber, also die festen Fette oder Wachse noch nicht ganz zu ihrer Festigkeit gefunden haben. Bei vielen Produkten wartet man 1-2 Tage um die Endfestigkeit zu sehen, denn Konsistenzgeber dicken meist noch nach.

Verändert sich die Konsistenz aber nicht, dann haben Sie vielleicht zu wenig feste Stoffe in der Creme. Tauschen Sie die Hälfte der Ölmenge gegen ein festes Fett - nach Hauttyp - z.B. Sheabutter oder Kakaobutter. Dann wird das fertige Produkt fester.

Es kann aber auch am Rezept liegen, dass wenig Emulgator verwendet wird - bewusst zwar, aber Ihnen gefällt die Konsistenz nun mal nicht. Da gilt es, den Emulgator-Anteil ein wenig zu erhöhen, oft genügen 1-2 Gramm!

Warum ist meine Creme so dick?

Zu viel Emulgator? Zu viele feste Stoffe? Zu viele Wachse? Ertappt?
Wenn sie Tegomuls, Lamecreme oder Emulsan verwendet haben, können Sie auch im Nachhinein noch Flüssigkeit in die fertige Creme rühren.

Bei kleinen Crememengen nehmen Sie eine Teelöffelgroße Menge Flüssigkeit und rühren Sie unter, wiederholen Sie diesen Vorgang solange, bis die gewünschte Konsistenz entsteht!

Bei Bodylotions haben Sie ja meist viel Emulgator drinnen, da können Sie in 5-10 Gramm-Schritten Flüssigkeiten direkt in die Flasche geben und kräftig schütteln. Notieren Sie sich diese Korrekturen aber, dann gelingt Ihnen das geänderte Rezept beim nächsten Mal noch besser!

Warum verfärbt sich meine Creme?

Wenn die Verfärbung nicht auf die Eigenfarben der Öle, Wachse oder Wirkstoffe zurückgeführt werden kann, dann ist Vorsicht geboten.

Dieses Phänomen haben wir besonders bei den nicht konservierten Cremen oder bei Cremen mit natürlichen Konservierungen festgestellt. Da haben dann die Bakterien schon zugeschlagen - weg damit!!!

Sollten Sie noch Fragen haben, dann schreiben Sie uns. Wir werden versuchen, alle Fragen zu beantworten!

kosmetikmacherei@chello.at

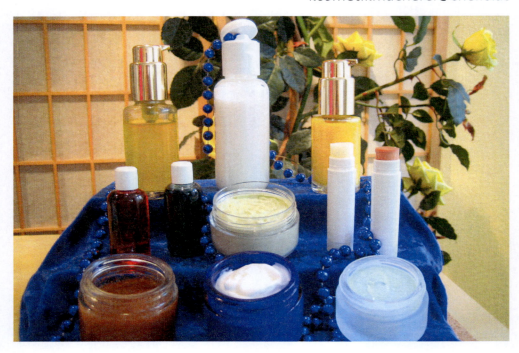

WEITERE ROHSTOFFE

Ich habe Sie endlich soweit, Sie sind diesem Hobby verfallen! Wollen Sie wissen, welche herrlichen Rohstoffe noch auf Sie warten? Lesen Sie die Kurzportraits dazu und auch das ist nur ein kleiner Ausschnitt!

Öle bzw. feste Fette

Algenöl	Trockene Haut, Cellulite
Arganöl	Anti-Aging, reife Haut,
Aprikosenkernöl	jeder Hauttyp Babykosmetik
Avellanaöl	trockene Haut, sensible Haut
Haselnussöl	Jeder Hauttyp, trockene Haut
Johanniskrautöl	Unreine entzündliche Haut
Mangobutter (festes Fett)	Jeder Hauttyp, trockene Haut
Marulaöl	Jeder Hauttyp, trockene Haut
Monoi de Tahiti (festes Fett)	Jeder Hauttyp, trockene Haut
Kameliensamenöl	Trockene sensible Haut
Kirschkernöl	Empfindliche Haut
Nachtkerzenöl	Schuppenflechte, trockene H.
Olivenbutter (festes Fett)	Sehr trockene Haut
Reiskeimöl	Trockene sensible Haut
Schwarzkümmelöl	Schuppenflechte, sensible H.
Sesamöl	Regeneration, trockene Haut
Walnussöl	Trockene irritierte Haut
Wassermelonensamenöl	Fettende Haut, Babykosmetik

Flüssigkeiten

Cistrosenhydrolat	Großporige Haut, reife Haut
Eucalyptushydrolat	Fettender Mischhaut
Kamillenhydrolat	Sensible irritierte Haut
Muskatellersalbeihydrolat	Unreine fette Haut
Pfefferminzhydrolat	Unreine fette Haut, Deospray
Rosmarinhydrolat	Mischhaut mit Akne
Sandelholzhydrolat	Trockene rissige entz. Haut
Teebaumhydrolat	Unreine fette Haut mit Akne
Zitronenhydrolat	reife Haut, fettende Haut,
Zypressenhydrolat	Couperose, großporige Haut

Wirkstoffe

Alaun	Blutstillend, adstringierend
Bioschwefel	Fettende schuppende Haut
Elastinpulver	Trockene Haut & Haar
Hyaluronsäure	Feuchtarme Haut, reife Haut
Liposomen-Gel	Reife Haut
Seidenprotein	Beanspruchte Haut & Haar
Mandelfluid	Trockene Haut & Haar
Kaffeebohnenextrakt	Cellulite, straffend
Colaextrakt	Cellulite, straffend
Grüntee-Extrakt	Anti-Aging

Emulgatoren

Glycerinstearat SE	Leichte „feuchte" Emulsionen
Cetearyl Alkohol & Cetearyl Glucoside	Schwerere Emulsionen und bei trockener Haut
P3P	Normale od. fettende Haut

Konsistenzgeber

Walratersatz	Für jeden Hauttyp
Monoi de Tahiti Frangipani	Trockene Haut
Carnaubawachs	Für Lippenstifte

LITERATURHINWEISE und ADRESSEN:

Bücher

Die 5 Minuten Kosmetik
Vgs Verlag Jean Pütz, Christine Niklas

Schminken, pflegen, schönes Haar
Vgs-Verlag Jean Pütz, Christine Niklas - wird nicht mehr aufgelegt! Antiquariat!

Aromakosmetik
Windpferd-Verlag Monika Jünemann-Walburga Obermayr, 2. Auflage!

Kosmetik
Wiley-VCH, 2. erweiterte Auflage

Naturkosmetik
Katie Spiers, 1999

Das große Buch der Naturkosmetik
Stephanie Faber, Tosa Verlag Wien

Web-Sites

www.hobby-kosmetik.de
nichtkommerzielle Seite einer begnadeten Kosmetik-Rührerin. Übersichtlich gegliedert, informativ und mit vielen Tipps und Tricks.

www.olianatura.de
Der Kosmetik zum Selbermachen hinter die Töpfe geguckt. Leicht verständlich, aber wissenschaftlicher aufgebaut, geht die Betreiberin den Dingen auf den Grund.

www.beautykosmos.de
Die Site für Kosmetik, Schönheit, Mode und einen großen Bereich für die Selberrührerin. Auch Seife sieden kommt nicht zu kurz. Ein Forum mit netten Beautys rundet das Angebot ab.

www.die-aufruehrer.de
Eine Website mit viel Platz für die Cremerührer und Seifensieder. Interessante Diskussionen im Forum und Austausch neuester Rezepte und Kniffe.

www.naturseife.com
Meiner Meinung nach die beste deutschsprachige Seifensiedersite im Web! Großes Forum, tolle Rezepte und die neuesten Erkenntnisse.

Rohstoffe & Kurse

www.kosmetikmacherei.at

Ein bisschen Werbung muss sein! Stöbern Sie nach Lust und Laune im Webshop, sehen Sie sich die Rezepte an, checken Sie die Kurstermine und haben Sie einfach Freude daran! Wir versenden innerhalb von 12 Stunden und schicken unsere Pakete immer auf dem günstigsten Weg in alle Welt! Wir unterstützen Sie beim schönsten Hobby, das es für die kosmetikinteressierte Frau gibt.

Wenn Sie mehr über dieses wunderbare Hobby wissen möchten, besuchen Sie mich doch mal in Wien. Schauen Sie sich meinen Laden an, besuchen Sie einen meiner Kurse oder informieren Sie sich über die neuesten Rohstoffe. Zeit für ein "Pläuschchen" ist immer! ???

www.kosmetikmacherei.at

KOSMETIKMACHEREI
Florianigasse 75
1080 Wien
0043/1/407 03 93

oder

kosmetikmacherei@chello.at

Notizen

Notizen